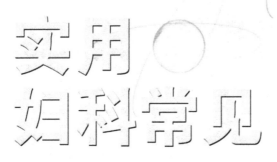

实用妇科常见

并发症护理学

SHIYONG FUKE CHANGJIAN BINGFAZHENG HULIXUE

主编 张 静

汕头大学出版社

图书在版编目（CIP）数据

实用妇科常见并发症护理学/张静主编.－汕头：
汕头大学出版社，2018.8
ISBN 978-7-5658-2926-0

Ⅰ．①实… Ⅱ．①张… Ⅲ．①妇科病－并发症－护理
Ⅳ．①R473.71

中国版本图书馆CIP数据核字（2018）第205846号

实用妇科常见并发症护理学
SHIYONG FUKE CHANGJIAN BINGFAZHENG HULIXUE

主　　编：张　静
责任编辑：宋倩倩
责任技编：黄东生
封面设计：蒲文琪
出版发行：汕头大学出版社
　　　　　广东省汕头市大学路243号汕头大学校园内　　邮政编码：515063
电　　话：0754-82904613
印　　刷：廊坊市国彩印刷有限公司
开　　本：880 mm×1230 mm　　1/32
印　　张：6.5
字　　数：178千字
版　　次：2018年8月第1版
印　　次：2019年3月第1次印刷
定　　价：38.00元
ISBN 978-7-5658-2926-0

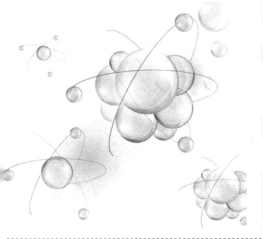

编委会

主　编

张　静（济南军区总医院）

副主编

郭云超（济南军区总医院）

主编简介

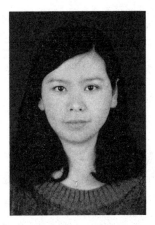

张　静

　　女，汉族，1984年出生，现任济南军区总医院妇科护士长。2007年毕业于山东中医药大学，本科学历，学士学位，护师。从事临床护理工作十余年，发表多部核心期刊，参编著作多部，多次被医院评为"优秀个人"。

前 言

随着社会的快速发展，人们生活水平日益提高，人们的保健意识明显增强，加之社会竞争压力加大，一些以前少见的妇科疾病逐渐增多，使妇科疾病在妇女所有疾病中的比例显著提高。妇科常见并发症护理是妇产科临床工作中的重要组成部分。为了帮助广大妇科护理人员学习业务，不断提高护理工作质量。我们以实用性为宗旨，侧重于妇科常见并发症的系统护理，编写了这本《实用妇科常见并发症护理学》。

本书主要介绍了女性生殖系统解剖与生理、妇科常用护理操作技术、妇科诊疗技术的护理配合、女性生殖系统炎症类并发症的护理、月经失调类并发症的护理、妇科肿瘤类并发症的护理、妊娠滋养细胞疾病类并发症的护理等妇科常见并发症的病因、临床表现、诊断、治疗与护理知识。

本书内容丰富系统，理论联系实际，重点突出，语言文字也较通俗易懂。为了便于读者理解，书中还附有部分技术插图。可供妇产科护士、护师、助产士、住院医师、妇幼保健人员及护校师生工作和学习中参考。

由于时间仓促，加之经验和水平有限，疏误之处在所难免，恳请同行和广大读者批评指正。

《实用妇科常见并发症护理学》编委会
2018 年 4 月

目 录

女性生殖系统解剖与生理

第一章

女性生殖系统包括骨盆及内、外生殖器器官。骨盆是产道的重要组成部分，是胎儿经阴道娩出的必经之路。内生殖器官位于骨盆内，骨盆的结构及形态与分娩密切相关；骨盆底组织承托内生殖器官，协助保持其正常位置。内生殖器官与盆腔内其他器官相邻，而且血管、淋巴及神经也有密切联系。

第一节 骨 盆

女性骨盆除具有支持躯干、联系下肢、保护内脏脏器的功能外，还是自然分娩的骨性产道。其大小、形态与胎儿的适应关系是能否完成经阴道分娩的先决条件。因此，产科工作者应掌握骨盆的有关知识，方能正确判断、处理分娩，提高产科质量。

一、骨盆的构成

骨盆由骶骨、尾骨和左右两髋骨所构成。骶骨由5块骶椎融合而成，形似三角形，前面凹陷成骶窝，底的中部前缘凸出，形成骶岬，是产科骨盆内测量对角径的重要据点。尾骨由4块尾骨组成，略可活动，分娩时，下降的胎头可使尾骨向后翘。髋骨由髂骨、耻骨及坐骨融合而成（图1-1）。坐骨的后侧方有坐骨棘突出，为产科检查的重要标志之一；耻骨弓顶端为耻骨联合下缘。两侧耻骨坐骨支形成耻骨弓，生理情况下，其角度近于直角；坐骨结节位于骨盆出口的两下端，此结节为一个椭圆形的实体结构，可分为前端、中部及后端。前端可用作为临床测量骨盆出口横径的前据点，后端为解剖上骨盆出口最大横径的后据点。

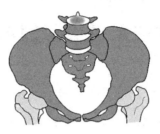

图 1-1　正常女性骨盆前倾观

二、骨盆的关节及韧带

髋骨借骶髂关节与髋骨相连合，经骶尾关节与尾骨相连合，两髋骨在前方依耻骨联合相连合。骶结节韧带为骶、尾骨与坐骨结节之间的韧带；骶棘韧带为骶、尾骨与坐骨棘之间的韧带。骶棘韧带的宽度即为坐骨切迹宽度，是判断骨盆是否狭窄的重要指标。

三、骨盆的分界及骨盆轴

以前面的耻骨联合上缘、后面的骶岬上缘及两侧的髂耻线为界，髂耻线下为真骨盆，上为假骨盆。真骨盆是娩出胎儿的骨产道，分为骨盆入口、骨盆腔及骨盆出口，后侧为骶岬及两骶翼，两侧为髂耻线，前为耻骨联合上缘。真骨盆的结构及径线尺度对分娩至关重要，其前壁为 4.5～5cm，后壁为 10cm，呈弯曲筒状，上段与骨盆入口垂直，胎头下降即沿此线下降到盆腔最阔部位，此线达坐骨棘平面时，即开始弯曲指向出口方向，胎头下降达此平面时，即行旋转，沿此轴线向骨盆出口娩出（图 1-2）。假骨盆对分娩虽无直接关系，但其某些径线的长短关系到真骨盆的大小，测量假骨盆的径线可作为了解真骨盆的参考。

四、骨盆平面

从产科学角度一般将骨盆分为 4 个平面。

第一个平面为骨盆入口平面，即真假骨盆交界面，系指耻骨联合上缘至骶岬间的平面。

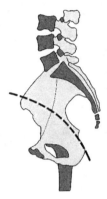

图 1-2　骨盆轴

第二个平面为阔部平面，系指盆腔最宽阔部位的平面，以耻骨联合内缘的中部至第 2～3 骶椎关节间的平面，此平面为盆腔最大的平面，在产科意义不大。

第三个平面为中骨盆平面，前界为耻骨联合下缘，后界为第 4、5 骶椎之间，两侧为坐骨棘。两侧坐骨棘连线是产程中了解胎头下降的重要标志。

第四个平面为骨盆出口平面，出口平面实际上是由前后两个三角形平面所组成。前三角形的顶端是耻骨联合下缘，侧边是两侧耻骨的降支；后三角形的顶端是骶尾关节，侧边是两侧骶结节韧带，坐骨结节间径为共同的底边。

五、骨盆径线（图 1-3）

（一）入口前后径

又称真结合径，耻骨联合上缘中点至骶岬上缘正中间的距离。

正常值平均为 11cm。

（二）骶耻内径

又称对角径，为骶岬上缘中点到耻骨联合下缘的距离，正常值为 12.5～13cm。

（三）入口横径

左右髂耻缘线间最大距离。正常值平均为 13cm。

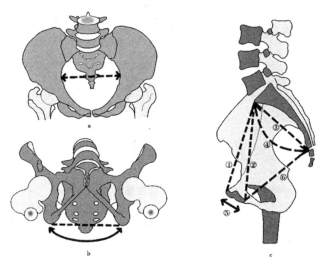

图 1-3　骨盆径线

a. 骨盆入口横径；b. 骨盆出口横径（虚线）、耻骨弓角度（实线）；c. 骨盆径线（①骨盆入口前后径；②骶耻内径；③骶骨长度；④骶骨弯度；⑤耻骨联合高度；⑥骨盆出口前后径）

（四）入口后矢状径

系横径中央点至骶岬上缘正中间的间距。

（五）入口斜径

系一侧骶髂关节至对侧髂耻隆突间距，左右斜径应相等，在产科临床意义不大。正常值平均为 12.75cm。

（六）中骨盆前后径

系耻骨联合下缘至 4～5 骶椎关节间距。正常值平均为 11.5cm。

（七）中骨盆横径

系两坐骨棘间距。正常值平均 10cm。

（八）中骨盆后矢状径

系横径中央点至 4～5 骶椎关节的间距，此径线指明中段后骨盆的容积大小，故其临床意义重大。

（九）出口横径

坐骨结节为一长椭圆形结构，前端与耻骨坐骨支移行处有一突出点，为临床测量出口的前据点，后端与坐骨支移行处为一弯曲，为 X 线测量出口的后据点，两坐骨结节后端的间距为解剖上骨盆出口横径，骨盆出口横径与耻骨坐骨支的长短成直接比例。正常值平均 9cm。

（十）出口前后径

系指耻骨联合下缘至骶尾关节间距。正常值平均 11.5cm。

（十一）出口后矢状径

出口横径中央点至骶尾关节前表面间距为出口后矢状径。正常值平均 8.5cm。出口横径稍短，当出口横径与出口后矢状径之和 ＞15cm 时，正常大小的胎头可通过后三角区经阴道娩出。

（十二）耻骨弓角度

耻骨弓由两耻骨坐骨支形成，其顶端形成的角度为耻骨弓角度，正常约 90°。

（十三）耻骨联合高度

从耻骨上韧带至耻骨弓状韧带的间距为耻骨联合高度，是估计骨盆深浅的指标。

（十四）骶骨长度

骶岬至骶骨末端的垂直距离称为骶骨长度，可作为估计骨盆深浅的指标。

（十五）骶骨弯度

骶骨弯度以第 3 骶椎体中央为界，分为上下两段，骶骨上段指第 3 骶椎体中央以上部分，其两侧依骶髂关节与髋骨联合固定；骶骨下段指第 3 骶椎体中央以下部分，其两侧游离；由于骶骨上下段倾斜度不同，形成骶骨弯曲角。

六、骨盆形态的分类

1937 年 Thomas 提出按骨盆入口前后径与横径的比例关系，将骨盆入口分为 4 型。

（1）长骨盆：骨盆入口前后径长于入口横径。

（2）圆骨盆：骨盆入口前后径等于入口横径或入口前后径稍大于入口横径，但不得超过 1cm。

（3）短骨盆：骨盆入口横径大于入口前后径 1~3cm 之中。

（4）扁骨盆：骨盆入口横径大于入口前后径 3cm 以上。

1933 年 Caldwell-Moloy 利用 X 线立体镜法，根据骨盆的形态及结构提出 X 线骨盆分类法，依据骨盆入口的形态及骨盆全部结构的不同特点进行分类。

（1）标准型：分为 4 型（图 1-4）。

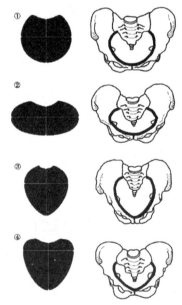

图 1-4　女性骨盆
①女型；②扁平型；③类人猿型；④男型

女型：骨盆入口呈横椭圆形，骨盆入口横径远于骶岬近于中央，等于或稍大于前后径。骶骨较宽，骶前表面有适当弧度。坐骨切迹底部中等宽，可容三指，坐骨棘突出不明显。耻骨联合中等高度，耻弓角度近于 90°。骨盆侧壁直立，出口宽阔，骨盆前部中等高度，骨盆较浅。

扁平型：骨盆入口呈扁椭圆形，入口横径几近于骨盆入口中央，大于入口前后径，骨盆前、后部均较窄。但曲度较大，骶骨较宽，骶前表面有适当弧度。坐骨切迹底部狭窄，坐骨棘中度突出。耻骨联合中等高度，耻弓角度大。骨盆侧壁直立，骨盆前部中等高度，出口横径宽阔，前后径狭窄，骨盆较浅。

类人猿型：骨盆入口呈长椭圆形，入口横径几近于中央，小于入口前后径，骨盆后矢状径较深。骨盆入口前后两部均较长，入口形态类似于猿类骨盆。骶骨宽度较窄、较长，常由 6 节骶椎所构成，故后骨盆较深。坐骨切迹底部宽阔，耻骨联合中等高度，耻弓角度较锐，小于 90°。骨盆侧壁可直立、内聚或外展，骨盆前部中等高度。

男型：骨盆入口呈楔形或心脏形，骨盆入口横径近于骶岬，骨盆后部狭窄，前部呈三角形。骶骨较宽，前倾。坐骨切迹底部狭窄，坐骨棘突出明显。耻骨联合较高，耻骨弓角度狭窄。骨盆侧壁内聚，呈漏斗形。骨盆前部较深，内聚，骨质较重，骨盆前后、左右均向内倾斜，因而使骨盆呈漏斗形。

每个骨盆在入口、中段、出口均符合上述标准者，并不多见。

（2）混合型：完全符合上述 4 个标准形态的骨盆较为少见，从而增加了混合形态，混合形态是以其入口最大横径将骨盆入口分为后部及前部，后部的形态名称定为混合型骨盆的首位名称，前部的形态名称定为混合型骨盆的第二位名称，如后部为女型骨盆、前部为类人猿型骨盆，其形态应定名为女猿型骨盆。

第二节 内生殖器官

女性内生殖器官包括阴道、子宫、输卵管及卵巢，后两者合称为子宫附件（图1-5）。

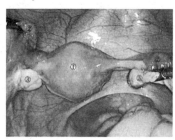

图1-5 女性内生殖器官
①子宫；②输卵管；③卵巢

一、阴道

阴道位于真骨盆下部中央，向后上方走行，呈S形弯曲，为上宽下窄的管道。阴道前壁长7～9cm，前壁上2/3与膀胱之间为疏松的膀胱阴道间隙，由静脉丛和结缔组织组成；前壁下1/3与尿道之间为致密的尿道阴道隔，连接紧密。后壁长10～12cm，与直肠贴近。阴道的横径由上向下逐渐变窄，上端包绕宫颈，下端开口于阴道前庭后部。环绕宫颈周围的部分称阴道穹隆。按其位置分为前、后穹隆和两个侧穹隆，其中后穹隆最深，可达1～2cm，与直肠子宫陷凹紧紧相邻，反相隔阴道壁和一层菲薄的腹膜，为盆腹腔最低部位，临床上可经此处穿刺或引流。

阴道壁由弹力纤维、肌层和黏膜组成。阴道表面有许多横行的皱襞，在阴道下部较为密集，并在阴道前、后壁中线处形成纵行的皱襞柱，使阴道壁有较大的伸缩性。阴道肌层由外纵与内环形的两层平滑肌构成，肌层外覆显微组织膜，其弹力纤维成分多于平滑肌纤维。阴道黏膜为复层鳞状上皮，无腺体，阴道上端1/3处黏膜受性激素影响而有周期性变化。幼女或绝经后阴道黏膜变薄，皱褶少，伸缩性弱，局部抵抗力差，容易受感染。阴道壁富于静脉丛，受创伤后易出血或形成血肿。

二、子宫

子宫位于骨盆腔中央，呈倒梨形，为空腔器官及单一的肌性器官，是胚胎生长发育的场所，其形状、大小、位置及结构，随年龄的不同而异，并受月经周期和妊娠的影响而发生变化。成年女性子宫长 7～8cm，宽 4～5cm，厚 2～3cm，宫腔容量约 5mL。子宫的活动度较大，位置受体位、膀胱与直肠充盈程度的影响，正常的子宫在站立位时呈轻度前倾、前屈位。子宫分为宫体及宫颈两部分。子宫体是子宫最宽大的部分，上宽下窄，前面较平，后面凸隆，其顶部称宫底部，圆凸而游离，宫底两侧为宫角，与输卵管相通。宫体与宫颈相连部狭小，称子宫峡部，在非孕期长 0.6～1cm，妊娠晚期可伸展至7～10cm。宫体与宫颈之比，婴儿期为 1：2，成年期为 2：1。

（一）子宫解剖组织学

子宫可分为宫体和宫颈，两者组织结构不同。

1.宫体

由浆膜层、肌层与子宫内膜层构成。

（1）浆膜层：为覆盖宫体的盆腔腹膜，与肌层紧连不能分离。在子宫峡部处，两者结合较松弛，腹膜向前反折覆盖膀胱底部，形成膀胱子宫陷凹，反折处腹膜称膀胱子宫反折腹膜。在子宫后面，宫体浆膜层向下延伸，覆盖宫颈后方及阴道后穹隆再折向直肠，形成直肠子宫陷凹（亦称道格拉斯陷凹）。

（2）肌层：由成束或成片的平滑肌组织、少量弹力纤维与胶原纤维组成，非孕期厚约 0.8cm。子宫体肌层可分 3 层：①外层：肌纤维纵形排列，较薄，是子宫收缩的起始点；②中层：占肌层大部分，内环形与外斜形交叉排列，以环形肌为主，在血管周围形成 8 字形围绕血管；③黏膜下层：肌纤维以纵形排列为主，其中杂有少量斜行和环形肌纤维，至输卵管子宫部，形成明显的一层环形膜。宫体肌层内有血管穿行，肌纤维收缩可压迫血管，能有效地制止血管充血。

（3）子宫内膜层：子宫内膜由单层柱状上皮组成，与肌层直接相贴，其间没有内膜下层组织。内膜可分3层：致密层、海绵层及基底层。致密层与海绵层又称功能层，对性激素敏感，在卵巢激素影响下发生周期性剥脱出血，即月经。其基底层紧贴肌层，对卵巢激素不敏感，无周期性变化，不参与月经形成，但在月经后能增生修复功能层。

2.宫颈

宫颈呈圆柱状，上端经子宫峡部与宫体相连，因解剖上狭窄，又称解剖学内口。在其稍下方，宫腔内膜开始转变为宫颈黏膜，称组织学内口。颈管下端为宫颈外口，宫颈经宫颈外口与阴道相通，未产妇的宫颈外口呈圆形；已产妇因分娩影响，宫颈外口可见大小不等的横裂，分为前唇及后唇。宫颈伸入阴道内的部分称宫颈阴道部，阴道以上的部分称宫颈阴道上部。宫颈腔呈梭形，称子宫颈管，未生育女性宫颈管长为2.5～3.0cm，最宽点为7mm。

宫颈主要由结缔组织构成，含少量弹力纤维及平滑肌。宫颈管黏膜为单层高柱状上皮，受卵巢激素影响发生周期性变化，在月经周期的增生期，黏膜层腺体可分泌碱性黏液，形成宫颈管内黏液栓，堵于宫颈外口。宫颈阴道部被覆复层鳞状上皮，宫颈外口柱状上皮与鳞状上皮交界处是宫颈癌及其癌前病变的好发部位。

（二）子宫韧带

主要由结缔组织增厚而成，有的含平滑肌，具有维持子宫位置的功能。子宫韧带共有4对（图1-6）。

1.阔韧带

子宫两侧翼形腹膜皱褶，由子宫前后面的腹膜自子宫侧缘向两侧延伸，止于两侧盆壁，呈冠状位，分为前、后叶。阔韧带上缘游离，内2/3包绕部分输卵管，形成输卵管系膜；外1/3包绕卵巢血管，形成骨盆漏斗韧带，又称卵巢悬韧带；下端与盆底腹膜相连。阔韧带其间的结缔组织构成疏松，易分离，内有丰富的血管、神经及淋巴管，统称为子宫旁组织，前、后叶间还有卵巢、卵巢冠、囊状附件、卵巢旁体、卵巢固有韧带、子宫圆韧带、结缔组织及子宫动静脉、淋巴管、神经和输尿管。

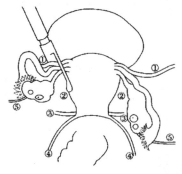

图 1-6　盆腔韧带

①圆韧带；②阔韧带；③主韧带；④宫骶韧带；⑤骨盆漏斗韧带

2.圆韧带

圆形条状韧带，由平滑肌和结缔组织构成，长 12～14cm。起自双侧子宫体的上外侧、宫角的下边，穿行于阔韧带与腹股沟内，止于大阴唇前端。子宫圆韧带是维持子宫前倾位的主要结构，有淋巴管分布。

3.主韧带

主韧带又称子宫颈横韧带，位于子宫两侧阔韧带基底部，横行于宫颈阴道上部与子宫体下部侧缘达盆壁之间。它由结缔组织和少量肌纤维组成，与宫颈紧密相连，是固定子宫颈位置的主要力量，子宫血管和输尿管下段均穿越主韧带的上缘到达终末器官。

4.宫骶韧带

子宫骶韧带自子宫颈后面子宫颈内口的上侧方（相当于子宫峡部的水平）伸向两旁，绕过直肠终止在第 2、3 骶骨前筋膜上。它由结缔组织及平滑肌纤维组织组成，表面覆盖腹膜，短厚坚韧，作用是将子宫颈向后及向上牵引，使子宫保持前倾位置。

由于上述 4 对子宫韧带的牵拉与盆底组织的支托作用，使子宫维持在轻度前倾前屈位。

三、输卵管

输卵管为卵子与精子结合场所及运送受精卵的管道（图 1-7）。

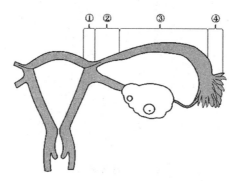

图 1-7　正常女性输卵管的走行及结构
①间质部；②峡部；③壶腹部；④输卵管伞

（一）形态

左右各一，为细长、弯曲、圆形、自两侧子宫角向外伸展的管道，长 8～14cm。输卵管内侧与宫角相连，走行于输卵管系膜上端，外侧呈伞状游离。输卵管系膜宽敞，活动度较大，因此，输卵管可随子宫位置的变化而上下、左右游动和蠕动性收缩，以便捕捉和输送卵子。根据形态不同，输卵管分为 4 部分：①间质部：潜行于子宫壁内的部分，短而腔窄，长 1～1.5cm；②峡部：紧接间质部外侧，细而直，长 2～3cm，管腔直径约 2mm；③壶腹部：峡部外侧，长 5～8cm，管壁菲薄，管腔宽大并弯曲，管腔直径 6～8mm，是精卵结合的部位；④伞部：输卵管的最外侧端，游离，呈漏斗状开口于腹腔，管口为许多须状组织，呈伞状，故名伞部。伞部长短不一，常为 1～1.5cm，有"拾卵"作用。

（二）解剖组织学

由浆膜层、肌层及黏膜层组成。

1.浆膜层

即阔韧带上缘腹膜延伸包绕输卵管而成。

2.肌层

为平滑肌，分外、中及内 3 层。外层纵行排列；中层环行排列，与环绕输卵管的血管平行；内层又称固有层，从间质部向外伸展 1cm 后，内层便呈螺旋状。肌层有节奏地收缩可引起输卵管由远端向近端的蠕动。

3.黏膜层

由单层高柱状上皮组成。黏膜上皮可分纤毛细胞、无纤毛细胞、楔状细胞及未分化细胞。4 种细胞具有不同的功能：纤毛细胞的纤毛摆动有助于输送卵子；无纤毛细胞可分泌对碘酸-雪夫反应（PAS）阳性的物质（糖原或中性黏多糖），又称分泌细胞；楔形细胞可能为无纤毛细胞的前身；未分化细胞又称游走细胞，为上皮的储备细胞。

输卵管肌肉的收缩和黏膜上皮细胞的形态、分泌及纤毛摆动均受卵巢激素影响，有周期性变化。

四、卵巢

卵巢是产生、排出卵子并分泌甾体激素的性器官。

（一）形态

左右各一，呈灰红色，质地柔韧，呈扁椭圆形，位于腹腔卵巢窝内，输卵管的后下方。性成熟女性的卵巢分为上下两端、内外两面、前后两缘。卵巢的上端钝圆，与输卵管相连接，成为输卵管端；下端略尖，朝向子宫，成为子宫端，以卵巢固有韧带与子宫相连；内面与回肠相邻，称为肠面；外面与盆壁相邻，以卵巢悬韧带（骨盆漏斗韧带）与盆壁相连；前缘有卵巢系膜附着，成为卵巢系膜缘，以卵巢系膜连接于阔韧带后叶的部位称卵巢门，卵巢血管与神经由此出入卵巢。青春期以前，卵巢表面光滑；青春期开始排卵后，表面逐渐凹凸不平，表面呈灰白色。体积随年龄不同而变异较大，生殖年龄女性卵巢约 4cm×3cm×1cm 大小，重 5～6g，绝经后卵巢逐渐萎缩变小变硬。

（二）解剖组织学

卵巢的表面无腹膜覆盖。卵巢表层为单层立方上皮即生发上皮，其下为一层纤维组织，称卵巢白膜。白膜下的卵巢组织，分皮质与髓质 2 部分：外层为皮质，其中含有数以万计的始基卵泡和发育程度不同的囊状卵泡，年龄越大，卵泡数越少，皮质层也变薄；髓质是卵巢的中心部，无卵泡，与卵巢门相连，含有疏松的结缔组织与丰富的血管与神经，并有少量平滑肌纤维与卵巢韧带相连接。

第三节　外生殖器官

女性外生殖器官是指生殖器官外露的部分，又称外阴，位于两股内侧间，前为耻骨联合，后为会阴。包括阴阜、大小阴唇、阴蒂、阴道前庭和会阴（图 1-8）。

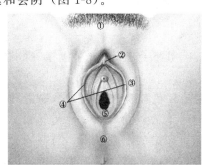

图 1-8　女性外生殖器
①阴阜；②阴蒂；③大阴唇；④小阴唇；⑤阴道前庭；⑥会阴

一、阴阜

阴阜是指耻骨联合前方的皮肤隆起，富有皮脂腺和汗腺，皮下衬以脂肪组织。青春期发育时，其上的皮肤开始生长卷曲的阴毛，呈尖端向下三角形分布，底部两侧阴毛向下延伸至大阴唇外侧面。阴毛的疏密与色泽因个体和种族不同而异。阴毛为第二性征之一。阴阜的下部向两侧延续至大阴唇。

二、大阴唇

大阴唇为自阴阜向下、向后止于会阴的一对隆起的皮肤皱襞。外侧面为皮肤，皮层内有皮脂腺和汗腺，多数女性的大阴唇皮肤有色素沉着；内侧面湿润似黏膜。大阴唇皮下组织松弛，脂肪中有丰富的静脉、神经与淋巴管，若受外伤，容易形成血肿，疼痛较甚。

大阴唇之间的裂隙称为阴裂。大阴唇的前部较厚，并相连形成唇前连合，向上移行于阴阜。两侧大阴唇的后端平行向后，与邻近的皮肤相延续，它们之间相连的皮肤形成较低的嵴，称为唇后连合。唇后连合覆盖会阴体，形成女性外阴的后界。大阴唇分内、外两面。内面似黏膜，呈粉红色，光滑，有大量的皮脂腺。外面与皮肤相同，含有汗腺、皮脂腺和色素，并生有稀疏的阴毛。内外面之间的皮下组织较疏松，有丰富的脂肪，并含有弹力纤维、少量平滑肌以及血管、淋巴管、神经和腺体。子宫圆韧带经腹股沟管穿出后，止于大阴唇前上部的脂肪组织或皮肤上。先天性腹股沟斜疝患者的疝内容物可经腹股沟管下滑至大阴唇的皮下。

三、小阴唇

小阴唇为位于大阴唇内侧的一对薄皱襞。位于大阴唇内侧，和大阴唇在后方融合。小阴唇大小、形状因人而异。有的小阴唇被大阴唇遮盖，有的则可伸展至大阴唇外。两侧小阴唇前端在靠近阴蒂的部位分为两个皱襞，前方皱襞互相融合，形成阴蒂包皮或阴蒂冠，后叶与对侧结合在阴蒂表面形成阴蒂系带。两侧小阴唇后方则与大阴唇后端相结合，在正中线形成阴唇系带。小阴唇表面光滑、湿润、微红，表面为复层鳞状上皮，无阴毛皮肤覆盖，富含皮脂腺，极少汗腺。神经末梢丰富，故非常敏感。两侧小阴唇后部之间区域形成阴道前庭。有时在一侧或两侧小阴唇与大阴唇之间有另一阴唇皱襞，称为第三阴唇皱襞。

四、阴蒂

阴蒂位于两侧小阴唇顶端下、唇前联合的后下方，为与男性阴茎相似的海绵样组织，具有勃起性，内含两个阴蒂海绵体。阴蒂海绵体分阴蒂头、阴蒂体及两个阴蒂脚三部分。阴蒂头为圆形的小结节，直径 6～8mm，被阴蒂包皮包绕。阴蒂脚呈圆柱形，附于两侧耻骨支上，表面覆以坐骨海绵体肌，在耻骨联合下缘附近，两侧阴蒂脚相连构成阴蒂体。阴蒂体背侧与耻骨联合之间有浅、深两条结缔组织索，浅索称阴蒂系韧带，深索为阴蒂悬韧带。阴蒂头神经末梢丰富，极敏感，易受刺激引起勃起，是性反应的重要结构。

五、阴道前庭

阴道前庭为两侧小阴唇之间的菱形区域，前为阴蒂，后方以阴唇系带为界。前庭区域内有尿道口、阴道口、两个前庭大腺及其开口和许多黏液性前庭小腺的开口。阴道口与阴唇系带之间一浅窝称舟状窝（又称阴道前庭窝），经产妇受分娩影响，此窝消失。

（一）尿道口

位于阴蒂下方。尿道口为圆形，但其边缘折叠而合拢。两侧后方有尿道旁腺，开口极小，为细菌潜伏处。

（二）前庭大腺

又称巴多林腺，与男性的尿道球腺同源。位于大阴唇后部、前庭球的后方，其深部依附于会阴深横肌，表面被球海绵体肌覆盖，如黄豆大小，左右各一。其腺管细长（1～2cm），开口于前庭后方小阴唇与处女膜之间的沟内。在性刺激下，腺体可分泌清澈或白色的黏液，起润滑阴道前庭的作用。正常情况下不能触及此腺。若腺管口闭塞，可形成囊肿或脓肿。

（三）前庭小腺

是许多黏液腺，与男性的尿道腺相当，位于阴道前庭后部、阴道口附近的皮下，其排泄管开口于阴道前庭阴道口和尿道外口附近。

（四）前庭球

又称海绵体球，位于前唇两侧，由具有勃起性的静脉丛组成。其前端与阴蒂相接，后端膨大，与同侧前庭大腺相邻，表面覆有球海绵体肌。

（五）阴道口和处女膜

阴道口位于尿道外口后下方的矢状裂隙，位于前庭后半部。阴道口的后外侧、两侧各有一个前庭大腺排泄管的开口，前庭小腺的开口则位于尿道外口和阴道口附近。覆盖阴道口的一层有孔薄膜，称处女膜，其孔一般呈圆形或新月形，较小，可通指尖，少数膜孔极小或呈筛状，或有中隔、伞状，后者易误认为处女膜已破。其两面覆以复层扁平上皮，其中含有结缔组织、血管和神经末梢。处女膜的形状、厚度和位置变化很大。极少数处女膜组织坚韧或无孔闭锁，如出现无孔处女膜，则在初潮后经血不能排除，形成阴道、子宫和输卵管积血，需手术切开。初次性交可使处女膜破裂，受分娩影响产后仅留有处女膜痕。

第四节　邻近器官

女性生殖器官与盆腔其他脏器在位置上相互邻接，血管、淋巴及神经也相互联系，当某一些器官增大、收缩、充盈或排空，可影响周围器官的位置；如果某一器官发生感染、肿瘤、创伤，可造成邻近器官的解剖变异和损伤，从而增加诊断与治疗上的困难，反之亦然。女性生殖器官的起始与泌尿系统相同，故女性生殖器官发育异常时，也可能伴有泌尿系统异常。了解这些毗邻器官对鉴别诊断和妇产科手术极其重要。邻近器官主要包括尿道、膀胱、输尿管、直肠、阑尾（图1-9）。

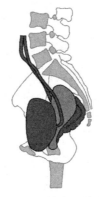

图1-9　女性盆腔脏器

一、尿道

女性尿道为一肌性管道，始于膀胱的开口，在阴道前面、耻骨联合后方，穿过泌尿生殖膈，终于阴道前庭部的尿道外口，长2～5cm（平均直径为0.6～0.7cm），下1/3埋藏在阴道前壁内，只有排尿功能。较男性尿道直而短，且易于扩张，因此女性易患应力性尿失禁，更易患泌尿系感染。

尿道肌肉由薄的纵形内层及厚的环形外层平滑肌及弹力纤维构成，由随意肌构成尿道外口括约肌。外口括约肌经阴道侧壁与会阴深横肌的纤维联合。尿道内衬面有纵形上皮皱襞黏膜，上2/3尿道上皮为移行上皮，下1/3为扁平上皮，其增生与萎缩与阴道上皮同样受到性激素的影响。故绝经后，尿道上皮萎缩，能加重尿失禁的症状。尿道黏膜下有丰富的静脉丛，当环肌收缩时，静脉丛充血可增加尿道的阻力。

膀胱尿道括约肌包括肛提肌、尿道膜部括约肌、膀胱颈和尿道平滑肌，应当保持良好的功能才能产生有效的尿道阻力。当膀胱内压增高时，最大静水压作用于膀胱底，尿道阻力足以阻止尿液外流。若分娩损伤或绝经后尿道黏膜萎缩，尿道过短（站立时不足 3cm）或盆底肌松弛伴有阴道脱垂、尿道平滑肌张力减低、膀胱尿道后角消失（如膀胱膨出）、尿道硬度增大、膀胱内最大静水压直接作用于膀胱颈，在这些情况下，可形成压力性尿失禁。

女性尿道在泌尿生殖膈以上部分，前面有阴部静脉丛；在泌尿生殖膈以下部分，前面与阴蒂脚汇合处相接触，后为阴道，两者间有结缔组织隔，即尿道阴道隔。在分娩时因胎头在阴道内滞留时间过长，胎头嵌压在耻骨联合下，软产道组织因长时间受压，可发生缺血性坏死，于产后 1 周左右，坏死组织脱落形成尿瘘，尿液至阴道排出。

二、膀胱

膀胱为一肌性空腔器官，位于耻骨联合后、子宫之前。其大小、形状、位置及壁厚可因其盈虚及邻近器官的情况而变化。成人平均容量为 400mL（350～500mL）。妊娠晚期，尤以临产出现宫缩后，膀胱被子宫下段牵拉，位置上移。膀胱上界的高度与子宫缩复环的高度成正比。滞产时充盈的膀胱可平脐，尿潴留者达脐上。膀胱两侧后上角部有输尿管开口，前方最低点为尿道开口。膀胱三角区由开口于膀胱底部的两个输尿管开口与尿道内口形成。妊娠期特别是分娩的过程中，当产程延长时，因胎先露的压迫，子宫下段牵拉，可使膀胱底部和三角区的膀胱壁易出现黏膜充血、水肿甚至坏死，严重时可波及膀胱壁全层。故临床上常出现血尿、尿瘘及泌尿系感染。若膀胱受压时间过长，水肿严重时，在剖宫产术中下推或游离膀胱时，极易受损伤，故手术操作中应格外小心。

三、输尿管

输尿管为一对肌性圆索状长管，输尿管在腹膜后，起至肾盂，终于膀胱，各长约 30cm，粗细不一（图 1-10）。输尿管壁厚约 1mm，分为黏膜、肌层及外膜三层，由肾动脉、肾下级动脉、腹主动脉、骶中动脉、卵巢动脉、髂总动脉、髂内动脉、膀胱上动脉、膀胱下动脉、子宫动脉分支在输尿管周围吻合形成丰富的血管丛而进入输尿管内，故手术时勿损伤输尿管外膜，以免影响输尿管血供而造成坏死性瘘管。输尿管一般是从膀胱向上向外方走行，但也有向下、向内走行等变异。子宫脱垂者，输尿管亦伴随子宫向下延伸，可降至穹隆处。故在手术时应特别注意防止损伤。

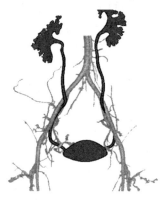

图 1-10　输尿管

女性盆腔动脉血管网及泌尿系统输尿管于子宫动脉下方穿行，即"桥下流水"下段随子宫右旋及子宫下段的伸展而升高并向前移位，个别产妇输尿管可向子宫下段左前方移位而位置变浅。由于解剖学位置的改变，在行子宫下段剖宫产时，特别当出血多时很易误伤输尿管，如：①行腹膜内或腹膜外剖宫产时，由于膀胱游离及下推不充分，横切口撕裂延长波及输尿管与膀胱；②如遇到撕裂伤口及大出血，为抢救母婴性命，常因需要快速止血，缝合子宫切口时误将输尿管与子宫肌层缝合在一起；③术野较深，病变暴露困难，术者对输尿管解剖关系不熟悉，手术操作粗暴，过度自信，盲目求快，亦容易造成输尿管损伤；④胎先露低，手术时误把宫颈或穹隆当成子宫下段，波及膀胱或输尿管。因此，为避免在剖宫产术时损伤输尿管，应注意首先勿使横切口过小而使子宫肌层撕裂；其次，要充分游离膀胱及下推两侧膀胱角，使膀胱及前移位的输尿管远离手术野；再次，子宫右旋不宜扶正者，可将手术台向左倾斜避免切口偏向左侧。最后，在手术结束后最好检查一下是否蠕动、增粗及断裂，以便及时修补。此外，由于妊娠晚期孕激素的影响输尿管扩张，蠕动慢，加上长大子宫和增粗卵巢血管压迫，使输尿管越加扩张，尿液潴留易引发尿路感染，故手术后特别要注意尿管通畅，及时排尿，并使用抗生素。

四、直肠

直肠上于第 3 骶椎平面接乙状结肠，下穿盆膈延续为肛管。女性直肠下段的前方有阴道。因此，当分娩时由于处置不当可导致会阴Ⅲ度裂伤，较重者破裂可伸展到直肠壁，引发大便及气体失禁。

五、阑尾

阑尾是附着于盲肠后内侧的一条管形器官，一般长为6～8cm。阑尾通常位于右髂窝内，但其位置变化颇大，有的下端可达右侧输卵管及卵巢部位，妊娠期阑尾的位置又可随妊娠月份的增加而逐渐向上外方移位，女性患阑尾炎时有可能累及子宫附件，因此，当妊娠女性出现右中上腹疼痛时，应考虑阑尾炎的可能性。

第五节　盆底组织

女性盆底解剖是一个复杂的三维解剖结构，由多层肌肉和筋膜组成，其主要作用包括：封闭骨盆出口；承托盆腔脏器的正常位置；协助控制排尿、阴道收缩及排便等生理活动。若盆底组织结构和功能发生缺陷，可导致盆腔脏器膨出、脱垂或引起分娩障碍。它通常可分为浅层、中层和深层三部分结构。

一、浅层

浅层位于外生殖器、会阴皮肤和皮下组织深面，由会阴浅筋膜及其深部的 3 对肌肉和肛门外括约肌组成。此层肌肉的肌腱会合于阴道外口和肛门口之间，形成中心腱。盆底浅层结构构成了盆底支持系统的远端结构（图 1-11）。

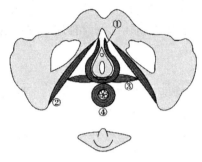

图 1-11　盆底浅层肌群

①球海绵体肌；②坐骨海绵体肌；③会阴浅横肌；④肛门外括约肌

（一）球海绵体肌

位于阴道两侧，覆盖前庭球及前庭大腺的表面，向后与肛门外括约肌互相交叉而混合。此肌收缩时能紧缩阴道，又称阴道缩肌。

（二）坐骨海绵体肌

从坐骨结节内侧沿坐骨升支内侧与耻骨降支向上。最终集合于阴蒂海绵体（阴蒂脚处）。女性此肌薄弱，又称为阴蒂勃起肌。

（三）会阴浅横肌

自两侧坐骨结节内侧面中线会合于中心腱。此肌肉相对薄弱，具有固定会阴中心腱的作用。

（四）肛门外括约肌

为围绕肛门的环形骨骼肌，按其位置可分为皮下部、浅部和深部。皮下部位于肛门的皮下，是表浅环形肌束，浅部位于皮下部的深面，为椭圆形肌肉，其前后方分别附着于会阴中心腱和尾骨尖，深部位于浅部的上方，为较厚的翼状肌肉。深部和浅部与直肠纵行肌、肛门内括约肌和部分肛提肌共同围绕肛管增厚形成肌环，称为肛门直肠环，对肛管起着重要的括约作用。该肌环通常处于收缩状态，在排便时松弛。当重度损伤（如撕裂等）时，可导致大便失禁。

行会阴侧切术时，剪开的组织为舟状窝、处女膜、阴道黏膜、阴道皮下组织及皮肤，切断的肌肉有球海绵体肌、会阴浅横肌、会阴深横肌，过深过大的侧切口还会损伤部分肛提肌。因此在缝合会阴侧切口时，应对上述部分肌肉尽可能地对齐缝合，以免影响盆底功能。

二、中层

即泌尿生殖膈，由上下两层坚韧筋膜及一薄层肌肉组成，覆盖于有耻骨弓与两坐骨结节所形成的骨盆出口前部三角形平面上，故又称三角韧带。其上有尿道和阴道穿过。在两层筋膜见有尿道周围括约肌穿过。

尿道括约肌环绕尿道膜部和阴道，为随意肌，又称为尿道阴道括约肌，收缩时可紧缩尿道和阴道。其肌纤维损伤可导致尿失禁的发生。

三、深层

深层即盆膈为骨盆底最里面最坚韧层，由肛提肌、尾骨肌及其上、下表面覆盖的筋膜组成，亦为尿道、阴道及直肠贯通。对承托盆腔脏器起重要作用（图 1-12）。

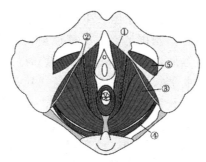

图 1-12　盆底深层肌群
①耻骨直肠肌；②耻骨内脏肌（耻尾肌）；③髂尾肌；④尾骨肌；⑤闭孔内肌

　　肛提肌是位于骨盆底的成对扁平肌，向下向内汇合而成。在尸体解剖中，其形态呈漏斗状，在活体女性中呈穹隆状结构。在静息状态下，肌肉保持紧张状态，收缩肛提肌裂孔，起到承托盆腔脏器的作用。肛提肌由前内向后外由 3 部分组成：①耻尾肌：又称为耻骨内脏肌，为肛提肌主要部分，位于最内侧，肌纤维从耻骨降支内面沿阴道、直肠向后，终止于尾骨，其中有小部分肌纤维终止于阴道和直肠周围，经产妇的此层组织易受损伤而导致膀胱、直肠膨出；②髂尾肌：为居上外侧部分，从腱弓（即闭孔内肌表面筋膜的增厚部分）后部开始，向中间及向后走行，与耻尾肌会合，再经肛门两侧至尾骨；③耻骨直肠肌：为一条起自耻骨联合后方，向后近似水平包绕直肠的 U 形肌肉。

　　尾骨肌位于肛提肌的后方，贴附在骶棘韧带表面，它起自坐骨棘，呈扇形止于骶、尾骨的两侧，参与构成盆底和承托盆腔器官。

　　未妊娠女性盆底部位所受压力主要集中于骶骨上。在妊娠时，首先由于雌、孕激素的影响，使平滑肌的张力改变；其次，身体重心改变、盆腹腔压力增加、胎儿及子宫的逐渐增大、重量逐渐增加，盆底部位压力将转移至盆腔韧带及盆底肌肉；最后，在活动、慢性咳嗽及重体力活的影响下，盆腔韧带及盆底肌肉会因压力的反复冲击而向下作用，盆底肌肉纤维拉伸。上述原因诱发了盆腔脏器脱垂的发生。

　　在阴道分娩过程中，由于胎头下降及腹压增加，会对盆底肌肉及筋膜在过度拉伸的基础上造成机械性损伤，导致盆底肌弹力强度下降，使其对盆腔器官支撑薄弱；分娩时肛提肌中部的耻尾肌经受最大程度的扩张，并与胎头的直径成比例，是最易受损的盆底肌。难产能不同程度地损伤会阴神经、肛提肌及盆内筋膜等盆腔支持组织，导致生殖道脱垂、压力性尿失禁和粪失禁，且随着阴道分娩次数的增加而增加，经产妇存在不同程度的生殖道脱垂。此外，第二产程延长、巨大儿、器械助产如胎吸、产钳使用不当，粗暴、强制性的剥离胎盘等，均能对盆底组织造成伤害，发生会阴裂伤或伸展，致盆腔内筋膜和肛提肌撕裂，盆底组织被削弱或缺损，尿生殖裂孔变宽而敞开，在过高的腹压下，可将子宫推向阴道而发生子宫脱垂。当然，急产时的产力过强，盆底软组织不能及时充分扩张，也可造成盆底损伤。

选择性剖宫产由于在分娩过程中对盆底肌肉的压迫作用明显低于阴道分娩，可能在一定程度上降低了对盆底肌力的影响，对于产后早期盆底功能具有一定的保护作用，但研究证实，临产后行剖宫产对盆底肌肉的损伤程度与阴道分娩一致，不能起到保护作用。除此以外，选择性剖宫产会带来比阴道分娩更多的远期并发症，如瘢痕妊娠、瘢痕憩室及胎盘植入等，因此采取选择性剖宫产终止妊娠不是最佳解决办法。

第六节　血管、淋巴及神经

一、血管

女性内外生殖器官的血液供应主要来自于卵巢动脉、子宫动脉、阴道动脉及阴部内动脉。静脉与同名动脉相伴行，但数目比其动脉多，并在相应器官及其周围形成静脉丛，且相互吻合，所以盆腔感染易于蔓延扩散。以下介绍女性内外生殖器官的主要动脉血管（图 1-13、图 1-14）。

（一）卵巢动脉

右卵巢动脉平右肾动脉的下方起自腹主动脉，沿腰大肌前面斜向外下，于盆缘处跨过输尿管与髂总动脉下段，随骨盆漏斗韧带向内横行，再穿过卵巢系膜经卵巢门进入卵巢内，并发出分支供应输卵管，内达子宫角旁，其末梢与子宫动脉上行的卵巢支相吻合。左卵巢动脉起自腹主动脉，其走行基本与右卵巢动脉相同。

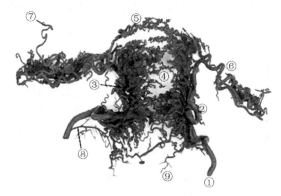

图 1-13　子宫动脉血管网

①子宫动脉；②子宫动脉升支；③弓状动脉；④螺旋动脉；⑤宫底动脉；⑥子宫动脉卵巢支；⑦卵巢动脉；⑧膀胱动脉；⑨宫颈阴道支

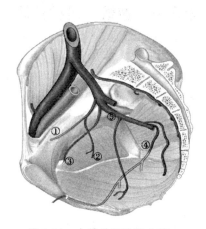

图 1-14　女性盆腔动脉血管

①脐内侧韧带；②膀胱上动脉；③闭孔动脉；④阴部内动脉；⑤髂内动脉前干

（二）子宫动脉

为髂内动脉较大的分支，多起自前干，沿骨盆侧壁向前内下行，并转向内侧进入子宫阔韧带基底部，于此韧带两层腹膜间内行，穿越阔韧带基底部、宫旁组织到达子宫外侧（距子宫峡部水平）约2cm处自前方横向越过输尿管盆部，与输尿管交叉，继续向内至子宫颈侧缘。仰位时，动脉在上输尿管在下，故称此交叉为"小桥流水"。因产后出血行子宫动脉结扎术或子宫切除术于此附近结扎子宫动脉时，需准确分辨两者，以免误伤输尿管。子宫动脉主干在近宫颈内口水平发出升支及降支，升支沿子宫侧缘迂曲上行到子宫底，沿途发出许多迂曲的弓状动脉，分布于宫体的前后面，向子宫中轴线走行，最终形成螺旋动脉并相互吻合。子宫动脉在近宫角处发出宫底支、卵巢支及输卵管支。降支则发出子宫颈支、宫颈-阴道支及子宫圆韧带支。

（三）阴道动脉

为髂内动脉前干分支，有许多小分支分布于阴道中、下段前后壁及膀胱顶、膀胱颈。阴道动脉与宫颈-阴道支和阴部内动脉分支相吻合，因此，阴道上段由子宫动脉的宫颈-阴道支供血，而中段由阴道动脉供血，下段主要由阴部内动脉和痔中动脉供血。

（四）阴部内动脉

为髂内动脉前干终支，经坐骨大孔的梨状肌下孔穿出骨盆腔，绕过坐骨棘背面，再经坐骨小孔到达会阴及肛门，后分4支：①痔下动脉：供应直肠下段及肛门部；②会阴动脉：分布于会阴浅部；③阴唇动脉：分布于大小阴唇；④阴蒂动脉：分布于阴蒂及前庭球。

二、淋巴

女性内外生殖器官和盆腔组织具有丰富的淋巴系统。淋巴结一般沿相应的血管排列，其数目、大小和位置均不恒定（图1-15）。

（一）卵巢淋巴回流

（1）右侧卵巢的集合淋巴管，注入主动脉和下腔静脉之间的淋巴结、下腔静脉外侧淋巴结和下腔静脉前淋巴结。

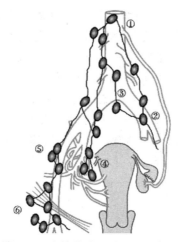

图 1-15　女性盆腔淋巴回流示意图
①腰淋巴结；②髂总淋巴结；③骶前淋巴结；④髂
内淋巴结；⑤髂外淋巴结；⑥腹股沟深、浅淋巴结

（2）左侧卵巢的集合淋巴管，向上注入主动脉外侧淋巴结和主动脉前淋巴结。

（3）一部分淋巴可经阔韧带至闭孔淋巴结，或者通过子宫及骶子宫韧带至髂内淋巴结，或经子宫圆韧带至髂外淋巴结和腹股沟淋巴结。

（二）子宫淋巴回流

有五条通路：①宫底部淋巴常沿阔韧带上部淋巴网、经骨盆漏斗韧带至卵巢、向上至腹主动脉旁淋巴结；②子宫前壁上部或沿圆韧带回流到腹股沟淋巴结；③子宫下段淋巴回流至宫旁、闭孔、髂内外及髂总淋巴结；④子宫后壁淋巴可沿宫骶韧带回流至直肠淋巴结；⑤子宫前壁也可回流至膀胱淋巴结。子宫体与子宫颈的淋巴管，在阔韧带的基部与膀胱底、体周围的淋巴管及直肠周围的淋巴管丛形成了广泛的吻合。

（三）宫颈淋巴回流

宫颈的淋巴引流可分为三个主干，即侧、后、前主干。侧主干又分为上、中、下三支，分别收集宫颈上、中、下部淋巴。宫颈淋巴主要沿宫旁、闭孔、髂内、髂外及髂总淋巴结，然后可回流至腹主动脉旁淋巴结和（或）骶前淋巴结。

（四）阴道淋巴回流

阴道上部淋巴管起自阴道前壁，沿子宫动脉阴道支上行，一部分经子宫旁淋巴结或阴道旁淋巴结，一部分沿子宫动脉直接注入髂外、髂内淋巴结和髂总淋巴结。起自阴道后壁的淋巴管，沿子宫骶韧带向后注入骶淋巴管和主动脉下淋巴结。

（五）外阴淋巴回流

会阴浅淋巴管沿阴部外浅血管汇入腹股沟浅淋巴结；会阴深淋巴管大部分汇入腹股沟深淋巴结，小部分汇入腹股浅淋巴结。阴道下部和阴唇的淋巴管大部分汇入骶淋巴结和髂总淋巴结，部分汇入腹股沟淋巴结。

三、神经

（一）卵巢的神经

卵巢的神经来自卵巢神经丛和子宫神经丛，与卵巢动脉一同经卵巢门进入髓质，并在髓质内形成神经丛。然后，再由该神经丛发出神经纤维进入卵巢皮质内，多分布于血管壁上。

（二）子宫的神经

子宫的神经来自下腹下神经丛，即盆丛，含有交感神经、副交感神经纤维及感觉神经纤维。自此丛发出神经支，于阔韧带基底部两层之间，子宫颈及阴道上部的两侧，形成子宫阴道丛。交感神经可引起子宫壁内血管收缩、妊娠子宫的平滑肌收缩、非妊娠子宫平滑肌舒张，其低级中枢位于 T_{11}～L_2 节。副交感神经则使子宫血管舒张，而对子宫平滑肌作用尚不明显，其低级中枢则位于 S_2～S_4 节。子宫平滑肌有自主节律活动，完全切除其神经后仍有节律收缩，还能完成分娩活动，临床上可见低位截瘫的产妇仍能顺利自然分娩。

（三）宫颈的神经

来自骨盆交感神经系统，即髂内上、中和下神经丛，分布于宫颈管内膜和宫颈阴道部的边缘深部，因此宫颈痛觉不敏感。

（四）阴道的神经

由子宫阴道丛支配，其中副交感神经（盆内脏神经）来自骶3、4 脊髓节段，交感神经来自上腹下神经丛和骶交感干。另外，阴道下部由阴部神经分支支配。

（五）外阴的神经

主要由阴部神经及其分支分布，阴部神经由第Ⅱ、Ⅲ 及Ⅳ 骶神经的分支组成，其中有运动支、感觉支和至会阴的交感神经节后纤维。在坐骨结节内侧下方阴部神经又分成 3 支：会阴神经、阴蒂背神经及肛门神经（又称痔下神经），分布于会阴、阴唇、阴蒂、肛门周围。会阴部的神经分布主要是阴部神经，分娩过程中行会阴侧切术时，主要是对该神经作阻滞麻醉，缝合时若缝针过深，则可能会引起阴部神经损伤，造成会阴部疼痛（图 1-16）。

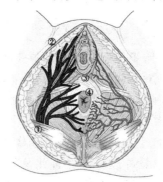

图 1-16　女性盆腔神经分布与走行
①阴部神经；②阴蒂背神经；③会阴神经；④肛门神经

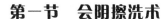

第二章
妇科常用护理操作技术

第一节 会阴擦洗术

会阴擦洗是妇产科临床护理工作中最常用的护理技术。

一、目的

（1）减少会阴分泌物，祛除异味，保持会阴及肛门部清洁，促进患者舒适。

（2）促进会阴伤口愈合。

（3）预防或减少泌尿系统和生殖系统的逆行感染。

二、适应证

（1）妇科或产科手术后留置导尿管者。

（2）产后会阴有伤口者。

（3）陈旧性会阴裂伤修补术者。

（4）急性外阴炎患者。

（5）长期卧床患者。

（6）外阴手术后患者。

（7）长期阴道流血的患者。

三、禁忌证

无禁忌证。

四、评估

详细询问病史，了解有无妇科或产科手术史；检查会阴切口分泌物及愈合情况，有无留置尿管等。评估血常规、尿常规检查结果。

五、操作准备

（一）环境准备

环境安静，屏风遮掩，温度适中。

（二）用物准备

会阴擦洗盘（盘内备：消毒弯盘2只、无菌镊子2把、若干个浸透药液的消毒大棉球、纱布）、橡皮布、治疗巾或一次性治疗巾。

（三）患者准备

排空膀胱后，平卧取膀胱截石位。

（四）护士准备

着装整洁，洗手，戴口罩。

六、操作程序

（1）携用物至床旁，核对患者，解释擦洗目的，取得患者合作。

（2）协助患者脱去一条裤腿，取膀胱截石位暴露外阴，给患者臀下垫橡皮布、治疗巾，将弯盘依次置于会阴旁。

（3）用一把镊子夹取消毒棉球，用另一把镊子夹住棉球进行擦洗，擦洗顺序为：第一遍按照自上而下、从外向内（阴阜-大腿内侧上 1/3-大阴唇-小阴唇-会阴-肛周）依次擦洗会阴部的污垢、分泌物和血迹等。第二遍顺序为自内向外（小阴唇-大阴唇-阴阜-大腿内侧上1/3-会阴-肛周）或以伤口为中心向外擦洗。可根据患者情况增加擦洗次数，直至擦净，最后用干纱布擦干。其顺序与第二遍相同。

（4）擦洗完毕，移去弯盘，为患者更换消毒卫生垫，协助其整理衣裤，并整理好床单位。

（5）整理用物，洗手，记录。

七、要点

（1）注意保暖和遮挡患者，天冷时棉球需加温。

（2）擦洗动作轻稳，顺序清楚，每擦一处更换 1 个棉球，弃于弯盘内。擦过肛门的棉球和镊子均不可再用。

（3）擦洗时注意观察会阴部及局部伤口有无红肿、分泌物性质、伤口愈合情况，嘱会阴切开者取伤口对侧卧位。留置导尿管者，应注意保持导尿管通畅，避免脱落。

（4）每次擦洗后，护士均应清洗双手后再护理下一位患者，并将伤口感染者安排在最后擦洗，避免交叉感染。

第二节　坐　浴

一、目的

坐浴是借助水温与药液的作用，促进局部组织的血液循环，增强抵抗力，减轻外阴局部的炎症及疼痛，使创面清洁，利于组织恢复。临床上常用作各种外阴炎、阴道炎症的辅助治疗或作为外阴阴道手术前的准备。女性在月经期、妊娠期及产后 14 日内；阴道不规则流血患者处于流血期；外阴或臀部手术非感染性伤口未愈合者禁忌坐浴。

二、评估

（1）患者的病情。

（2）患者会阴部情况。

（3）患者对坐浴的认识水平及合作程度。

三、计划

（一）用物准备

（1）坐浴盆 1 个，41～43℃的温热溶液 2000mL，30cm 高的坐浴架 1 个，无菌纱布 1 块。

（2）常用坐浴溶液：见表 2-1。

表 2-1　常用坐浴溶液

溶液名称	浓度	适用范围
高锰酸钾溶液	1：5000	滴虫性阴道炎、外阴炎及其他非特异性阴道炎、外阴阴道手术前准备
碳酸氢钠溶液	2%～4%	念珠菌性阴道炎
醋酸溶液	0.5%	滴虫性阴道炎
乳酸溶液	2.5%	滴虫性阴道炎、老年性阴道炎
碘伏溶液	0.025%	外阴炎及其他非特异性阴道炎、外阴阴道手术前准备

坐浴溶液应严格按比例配置，浓度过高容易造成黏膜烧伤，浓度太低影响治疗效果。

（3）根据水温不同，坐浴分为 3 种：①热浴：水温在 41～43℃，适用于渗出性病变及急性炎性浸润；②温浴：水温在 38～40℃，适用于慢性盆腔炎、手术前准备；③冷浴：水温在 14～15℃，刺激肌肉神经，使其张力增加，适用于膀胱阴道肌肉松弛、性无能及功能性无月经等。

（二）环境准备

调节室温，注意遮挡患者，保护隐私。

四、实施

（1）操作者洗手、戴口罩、准备好用物。

（2）核对患者后向患者说明坐浴的目的和方法，嘱患者排空膀胱、洗净双手。

（3）遵医嘱配制坐浴溶液 2000mL，将坐浴盆置于坐浴架上，试温后协助患者坐盆，坐浴时需将臀部及外阴全部浸入药液中。热浴可先熏后坐，持续 20～30 分钟，冷浴持续 2～5 分钟即可。坐浴前先将外阴及肛门周围擦洗干净。

（4）结束后用无菌纱布蘸干外阴部。

（5）协助患者取舒适卧位，整理用物。

（6）洗手、记录坐浴时间、效果及反应。

五、评价

（1）及时听取患者对坐浴的反映，患者无不适感觉。

（2）患者达到预期目标，无冻伤或烫伤。

六、护理要点

（1）月经期妇女、阴道流血者、孕妇及产后 7 天内的产妇禁止使用。

（2）坐浴前先将外阴及肛门周围擦洗干净。

（3）注意药液浓度及水温，以免灼伤及烫伤皮肤。

（4）坐浴时必须将臀部及外阴全部浸在药液中。

（5）注意室内温度和保暖，以防受凉。

第三节　阴道冲洗

阴道冲洗（vaginal irrigation，VI）可促进阴道血液循环，减少阴道分泌物，缓解局部组织充血，有利于炎症的消退；并使阴道和宫颈保持清洁，是妇科术前的常规阴道准备内容。

一、目的

控制炎症，妇科术前阴道准备。

二、适应证

经腹部子宫全切术；宫颈、阴道、会阴修补术等；各种阴道炎、宫颈炎的治疗。

三、禁忌证

月经期、孕期、产褥期、阴道出血、异位妊娠者及宫颈癌患者有活动性出血者。

四、评估

详细询问病史，了解妇科炎症史；评估妇科术前准备的内容；检查患者有无阴道出血情况。

五、操作准备

（一）环境准备
环境安静，屏风遮掩，温度适中。

（二）用物准备
冲洗筒（连接带调节夹的橡皮管）、冲洗头、阴道窥器、长棉签、弯盘、橡皮布、治疗巾、便盆、污物桶、适宜温度的冲洗药液（根据病情需要而选用）、阴道用药、消毒手套、纱布、棉球等。

（三）患者准备
排尿排便后，取膀胱截石位。

（四）护士准备
着装整洁，洗手，戴口罩。

六、操作程序

（1）携用物至床旁或将患者请到妇科治疗室，查对床号、姓名，向患者解释阴道冲洗的目的、方法及可能的感受，以取得患者合作。

（2）协助患者取膀胱截石位，暴露会阴部。臀下置橡皮布和便盆。床旁以屏风遮挡。

（3）将冲洗筒盛冲洗溶液 800～1000mL，温度以 38～40℃度为宜，挂至距离床沿 60～70cm 高处，排去橡皮管内空气，关闭调节卡备用。

（4）戴手套，取出无菌冲洗头放置在弯盘内，将冲洗筒橡皮管接上冲洗头，挂在冲洗架上，排出橡皮管内空气。先以冲洗液冲净外阴，将窥阴器插入阴道内，将灌洗头沿阴道纵壁方向插入至后穹隆处开始冲洗，冲洗时轻轻旋转窥阴器更换位置，使灌洗液能达到阴道各部冲净为止，拔出冲洗头，再冲洗一次外阴，扶患者坐起，使阴道内液体流出。

（5）冲洗液将流尽时，用止血钳夹住皮管，将冲洗头向下压，阴道内液体流出，退出冲洗头。

（6）用窥阴器扩开阴道，长棉签擦净阴道内积液，并用纱球或方纱擦净会阴部。

（7）协助患者整理衣裤，撤屏风。

（8）收拾用物。

七、要点

（1）冲洗筒距床面不得超过 70cm，以免压力过大，使液体或污物进入子宫腔，或流出过快使冲洗液与局部作用时间过短。

（2）冲洗时洗净穹隆部及阴道皱襞。

（3）用窥阴器前应先用冲洗液润滑，以免进入阴道阻力大造成患者疼痛。

第四节 会阴湿热敷

一、目的

会阴湿热敷是利用热源和药物直接置于会阴部，以促进会阴局部血液循环，改善组织营养，增强局部白细胞的吞噬作用，加速组织再生和消炎、止痛。会阴湿热敷主要用于会阴部水肿、会阴血肿吸收期、会阴伤口硬结及早期感染等患者。禁忌用于不能会阴擦洗情况、外阴血肿发生 12 小时内或外阴局部有活动性出血者。对意识不清、感觉丧失或迟钝者应慎用，以免发生烫伤。

二、评估

（1）患者病情及治疗情况。

（2）患者会阴部情况。

（3）患者对会阴湿热敷的认识水平及合作程度。

三、计划

（一）用物准备

（1）会阴擦洗包 1 个（同会阴擦洗或冲洗），会阴湿敷垫 2 块（10cm×18cm 纱布 9 层），棉垫 1 块及热源袋（热水袋、电热包）或红外线灯，带盖搪瓷罐 1 个，消毒大镊子或止血钳 2 把，医用凡士林。

（2）常用会阴湿热敷溶液：见表 2-2。

表 2-2　常用会阴湿热敷溶液

溶液名称	浓度	适用范围
磷酸酶溶液	50％	会阴部水肿、会阴血肿吸收期
乙醇溶液	75％	早期感染（湿敷）

遵医嘱选择溶液放于带盖搪瓷罐内，将会阴湿敷垫浸入，放置火源上煮沸，备用。

（二）环境准备

调节室温，注意遮挡患者，保护隐私。

四、实施

（1）核对患者后向患者说明会阴湿热敷的目的和方法，取得合作，嘱患者排空膀胱，取头高臀低、屈膝仰卧位，两腿略外展，暴露外阴。

（2）操作者洗手、戴口罩、准备好用物，携至患者床前，再次核对。

（3）协助患者取屈膝仰卧位，在两腿间打开会阴擦洗包，将一次性垫巾垫于患者臀下。

（4）戴手套，行会阴擦洗并清洁局部伤口。

（5）湿热敷部位涂一薄层凡士林，凡士林可减缓热传导防止烫伤患者，并使热疗效果持久。

（6）用两把镊子将煮沸的会阴湿敷垫拧至不滴水，抖开，湿热敷的温度一般为41~48℃。操作者可用手腕掌侧皮肤试温，应无烫感。会阴湿敷垫覆盖于湿热敷部位，湿热敷的面积应是病损范围的2倍。如患者感到烫热可揭开一角散热，外面盖上棉垫保温。定期检查热源袋的完好性，防止烫伤，对休克、虚脱、昏迷及术后感觉不灵敏的患者应特别注意。

（7）一般每3~5分钟更换会阴湿敷垫1次，也可用热源袋放在棉垫外或用红外线灯照射，延长更换时间，1次湿热敷约15~30分钟。

（8）湿热敷完毕，更换清洁会阴垫，协助患者卧位舒适，并整理好患者床单位。

（9）整理用物。

（10）洗手、记录。

五、评价

（1）操作者关心患者，维护患者自尊，注意观察病情变化和局部情况。

（2）动作轻柔、准确、熟练，患者感觉舒适。

第五节　阴道宫颈上药

阴道宫颈上药广泛应用于妇产科临床护理中，因操作简单，既可由护士操作，也可教会患者自行上药。

一、目的

用于阴道炎、子宫颈炎及阴道残端炎症的治疗。

二、适应证

阴道炎、宫颈炎、术后阴道残端炎症患者。

三、禁忌证

经期或子宫出血者不宜阴道给药、用药期间应禁止性生活。

四、评估

详细询问病史，了解妇科炎症及手术史，评估患者对用药知识的了解程度。

五、操作准备

（一）环境准备

环境安静，适当遮挡，温度适宜。

（二）用物准备

阴道窥器、长镊子、喷洒器、一次性手套、带线大棉球、棉球、纱布、长棉签、各种治疗用的药液、药粉、药片、药栓、药膏、阴道冲洗用物等，另备治疗车、便盆。

（三）患者准备

排空膀胱，仰卧取膀胱截石位。

（四）护士准备

着装整洁，洗手，戴口罩。

六、操作程序

（1）携用物至床旁，向患者解释用药目的，以取得配合。用屏风遮挡，协助患者取膀胱截石位。

（2）根据药物的剂型不同而采用涂擦、喷洒、纳入、宫颈棉球上药等方法。①涂擦法：上阴道窥器，充分暴露宫颈或阴道病变部位，用消毒棉签擦拭分泌物后，再用长棉签蘸取药液或药膏，均匀涂擦在子宫颈或阴道病变部位。②喷洒法：上阴道窥器，充分暴露宫颈或阴道病变部位，用消毒棉签擦拭分泌物后，将药粉用喷洒器喷洒在宫颈和阴道表面。腐蚀性药物不可喷洒。③纳入法：戴手套，左手分开小阴唇，右手示指将药物沿阴道后壁向内向后推进，直至手指完全伸入为止。④宫颈棉球上药法：将药液、药膏蘸于或将药粉撒在带有尾线的棉球上，再用长镊子夹持棉球塞于子宫颈处，线尾露在阴道口外，并用胶布固定于阴阜侧上方。嘱患者12~24小时后牵引尾线自行将棉球取出。

（3）操作完毕，协助患者穿衣，向患者说明注意事项。

（4）整理床单位及用物。

（5）协助患者整理衣裤。

七、要点

（1）也可在阴道冲洗后进行阴道、子宫颈上药，应用腐蚀性药物时，注意保护阴道壁及正常组织，上非腐蚀性药物时，应转动窥阴器，使阴道四壁均能涂布药物。上药前应将纱布垫于阴道后壁及后穹隆部。

（2）凡栓剂、片剂、丸剂可直接放入阴道后穹隆部，可教会患者自行放置，阴道栓剂最好晚上或休息时上药，以免脱出影响疗效。

（3）阴道用药为粉剂、药液、药膏时可采用宫颈棉球上药法。

（4）给未婚妇女上药时不用窥阴器，用长棉签涂抹或用手指将药片推入阴道。

（5）棉签上棉花必须捻紧，防止棉花落入阴道。

第六节　阴道填塞纱布

一、目的

压迫止血，预防阴道壁血肿及产后出血。

二、物品准备

无菌敷料罐一个，无菌纱布若干放于敷料罐中。聚维酮碘原液一瓶，将适量的聚维酮碘原液倒入上述敷料罐中，以浸透纱布为宜，无菌镊子罐一个。

三、操作步骤

（1）检查者戴好帽子、口罩。

（2）按六步洗手法将双手洗干净，常规刷手。

（3）穿隔离衣、戴无菌手套。

（4）将浸好聚维酮碘的纱布，头尾打结相连，左手示指、中指伸入阴道内，向下轻压阴道壁，右手将连接好的纱布放置阴道内进行压迫，尽量紧密，留一纱布头于阴道外口。

（5）操作结束后，告知产妇血肿注意事项，记录填塞纱布时间并做好交接，若6小时后取出，留置导尿管。

四、注意事项

（1）严格无菌操作。

（2）放置和取出时核对纱布数量。

（3）告知产妇血肿注意事项。

（4）取出纱布时，检查压迫的血肿有无增大。

第七节　宫颈活组织检查术及护理

宫颈活组织检查术（cervical biopsy）简称宫颈活检，是取宫颈病变处或可疑部位小块组织进行病理学检查的方法，是诊断的可靠依据。常用的取材方法有局部活组织检查和诊断性宫颈锥形切除术（简称宫颈锥切术）。本节主要介绍局部组织活检。

当初步的宫颈刮片结果有问题时，通常会进一步以宫颈活检来确认诊断。局部活组织检查通常在门诊进行且无需麻醉。

一、目的

取宫颈病变处或可疑部位小块组织进行病理学检查、诊断。

二、适应证

（1）当宫颈刮片细胞学检查多次找到恶性细胞而宫颈多处活检及分段诊刮病理检查均未发现病灶者。

（2）宫颈癌早期而临床为明确病变累及程度及决定手术范围者。

三、禁忌证

月经期或不规则阴道流血；生殖道急性或亚急性炎症；患血液病有出血倾向者。

四、操作准备

（一）环境准备

将患者置于一相对私密的环境内，以保护患者隐私。

（二）用物准备

宫颈钳 1 把，宫颈活检钳 1 把，刮匙 1 把，弯盘 1 个，带尾纱布、棉球、棉签若干，阴道窥器 1 个，备有固定液的标本瓶 2～3 个，复方碘消毒液。

（三）护士准备

洗手、更换操作衣物。

（四）患者准备

月经干净后 3～7 天；检查前 2 日避免性生活及宫颈上药；解开衣裤，简要解释检查的目的及方法。

五、操作程序

（一）检查过程

（1）排空小便，取膀胱截石位。用窥阴器暴露子宫颈，拭净分泌物，涂复方碘溶液，观察着色情况。

（2）用宫颈活检钳在病变部位钳取组织（图 2-1）。若病变不明显，可在不着色区或宫颈外口鳞柱状两种上皮交界处，于不同方位钳取 3～4 块组织，亦可由固有荧光定位或在阴道镜直观下于可疑部位取材。

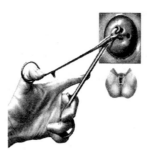

图 2-1　宫颈活检

（3）怀疑宫颈管内癌者，常规消毒外阴、阴道、宫颈后，用小刮匙进入宫颈管口刮取管内黏膜组织。

（4）取得的组织立即分别装入标本瓶内，待送病理检查。

（5）用带尾纱布压迫出血点，尾端留在阴道口外。

（二）护理

（1）观察受检者的不良反应，测量其血压、心率、呼吸、脉搏有无变化。

（2）多点取材时应分瓶固定，并在标本瓶上标记好受检者姓名、检查时间和组织部位。

（3）检查后留观，注意有无阴道流血、头晕、血压下降等出血反应。

（4）嘱患者卧床休息 3 日，观察有无阴道流血，若发现异常，应随时复诊。

（5）嘱患者若无阴道流血，于术后 12～24 小时自行取出阴道内用于活检部位压迫止血的带尾纱布或棉球。

（6）嘱患者保持外阴部清洁，1 个月内禁止性生活、游泳及盆浴。

第八节　人工流产术护理

凡在妊娠早期即妊娠 3 个月内采用人工方法终止妊娠称为早期妊娠终止，亦称为人工流产。人工流产可分为手术流产和药物流产两种方法。

一、负压吸引术

是指利用负压吸出早期妊娠产物的人工流产手术方式。

（一）目的

终止 10 周以内的妊娠。

（二）适应证

（1）避孕失败且妊娠在 10 周以内自愿要求终止妊娠而无禁忌证者。

（2）孕妇因某种疾病（包括遗传性疾病）不宜继续妊娠者。

（三）禁忌证

（1）各种疾病的急性阶段。

（2）生殖器炎症，如阴道炎、急性或亚急性宫颈炎、重度宫颈糜烂、急慢性盆腔炎、性传播疾病等而未经治疗者。

（3）全身状况不佳不能耐受手术者。

（4）术前两次体温在 37.5℃ 以上者暂缓手术。

（四）评估

应详细询问病史，月经史及避孕史，特别注意反复人工流产史、剖宫产史、是否哺乳等高危情况。查血常规，尿常规。检查心、肺、测量血压、体温，必要时做相应的辅助检查。妇科检查、测尿妊娠试验，必要时做 B 超检查。常规阴道分泌物检查，如有阳性发现，应治愈后再行手术。

（五）操作准备

1.环境准备

准备手术室。

2.物品准备

敷料：外包皮 1 块（双层）、内包皮 1 块、孔巾 1 块、裤腿 2 个、治疗巾 1 块、套袖 2 个、纱布 2 块、长棉签 2 支、棉球若干。器械：窥阴器 1 个、长平镊 1 把、宫颈钳 1 把、探针 1 根、宫颈扩张器 1 套、吸管 6、7、8 号各 1 支、胎盘钳 1 把、橡皮管 1 根、弯盘 1 个、药杯 1 个、人工流产负压吸引器。

3.护士准备

术前向受术者介绍手术步骤。穿清洁工作服，戴工作帽、口罩。术者常规刷手并穿无菌衣及戴无菌手套，整理手术器械，用物。

4.患者准备

术前排空膀胱，认真消毒外阴及阴道。

（六）操作程序

（1）受术者取膀胱截石位，常规铺巾。

（2）阴道双合诊复查子宫大小、位置、倾屈度及附件情况后，换手套。

（3）窥阴器扩开阴道，拭净阴道积液，暴露出宫颈并消毒。术前可用麻醉或扩宫颈药物以减轻受术者痛苦。

（4）用探针探测宫腔深度及子宫位置。

（5）以执笔式用宫颈扩张器逐号轻轻扩张宫口（扩大程度比所用吸管大半号到 1 号）。切忌强行扩张，如宫口较小可加用润滑剂。

（6）根据孕周及宫颈口大小，选择适当大小的吸管，负压一般在 $400\sim500$ mmHg 左右。

（7）负压吸引。①将吸管与术前准备好的负压装置连接，试负压。确保无漏气且负压值在 600mmHg 以下。②将吸管不带负压依子宫方向缓缓送入宫腔，达宫底部后退出少许，寻找胚胎着床部位。③开放负压将吸管按顺时针方向转动，并上下移动，当感觉宫腔缩小，吸引管移动受阻时折叠橡皮管，不带负压轻轻取出吸管。用小刮匙轻轻地刮宫底及双角，检查是否已吸干净，并再次探测宫腔深度。

尽量缩短扩宫、吸引的时间以减少手术创伤；并且术中注意安慰受术者、分散注意力以减轻其心理负担。

（8）将吸出物过滤，检查吸出的胚胎及绒毛组织是否完全，如若发现异常立即送做病理检查。测量或估计出血量。

（9）用纱布拭净阴道，除去宫颈钳，取出窥阴器。

（10）后续处理。①填写手术记录。②受术者在观察室休息 $0.5\sim1$ 小时，注意阴道出血、腹痛及一般情况，无异常方可离去。

（11）术后告知受术者保持外阴清洁，一月内禁止性生活、盆浴。

（12）指导安全有效的避孕措施。

（13）术后休息2周；术后1月应随诊一次。如若发生出血量多、腹痛、发热随时就诊。

二、钳刮术

是指利用钳夹和负压吸引相结合的人工流产手术方式。

（一）目的

终止14周以内的妊娠。

（二）适应证

（1）妊娠在10～14周以内自愿要求终止妊娠而无禁忌证者。

（2）孕妇因某种疾病（包括遗传性疾病）或胎儿畸形不宜继续妊娠者。

（三）禁忌证

同负压吸引术。

（四）评估

同负压吸引术。

（五）操作准备

1.环境准备

准备手术室。

2.物品准备

敷料：外包皮1块（双层）、内包皮1块、孔巾1块、裤腿2个、治疗巾1块、套袖2个、纱布2块、长棉签2支、棉球若干。器械：窥阴器1个、长平镊1把、宫颈钳1把、探针1根、宫颈扩张器1套、吸管6、7、8号各1支、胎盘钳1把、橡皮管1根、弯盘1个、药杯1个。

3.护士准备

术前向受术者介绍手术步骤。穿清洁工作服，戴工作帽、口罩。术者常规刷手并穿无菌衣及戴无菌手套，整理手术器械、用物。

4.患者准备

须住院手术，术前排空膀胱，认真消毒外阴及阴道。另宫颈准备：术前 3 小时口服米索前列醇 400～600mg，或术前 1 小时卡孕栓一枚放置于阴道后穹隆；术前 12 小时用一根 18 号无菌导尿管插入宫腔 1/2 深，留在阴道内的余下宫腔用无菌纱布包好置于阴道后穹隆，术前取出，还可术前 12 小时将一内注生理盐水 100～200mL 的无菌水囊放置宫颈管内，术前取出。

（六）操作程序

（1）用吸引管或胎盘钳进入宫腔，破膜、待羊水流尽后，一般于宫颈注射催产素 10 单位。

（2）用胎盘钳沿宫颈管缓慢进入宫腔，到达宫底后，退出 1cm 左右，在前壁、后壁或侧壁寻找胎盘附着部位。夹住胎盘（幅度宜小），左右轻轻摇动，使胎盘逐渐剥离，以便能完整地或大块将胎盘夹出，切忌暴力。

（3）钳取胎体时，避免胎儿骨骼伤及宫壁。如妊娠月份较大可先取胎体后取胎盘。

（4）保留取出的胎块，手术结束时核对是否完整。

（5）用中号钝刮匙轻刮宫腔一周或用 6～7 号吸管净宫腔内残留组织。

（6）测量术后宫腔深度并观察宫腔有无出血及子宫收缩情况。

（7）用纱布拭净阴道，除去宫颈钳，取出窥阴器。

（8）后续处理 填写手术记录。

（9）术后给予抗生素预防感染。

（10）告知受术者保持外阴清洁，一月内禁止性生活、盆浴。

（11）指导安全有效的避孕措施。

（12）术后休息 2 周；术后 1 月应随诊一次。如若发生出血量多、腹痛、发热随时就诊。

（13）术中注意事项。①凡术中进入宫腔任何金属器械严禁碰触阴道壁，以免引起感染。②钳加胎体时，尽量保持胎儿纵位，以免胎儿骨骼通过宫颈管时造成损伤宫颈组织。③注意观察受术者情况，一旦发生子宫穿孔、人工流产综合征、羊水栓塞等并发症及时抢救处理。

三、药物流产

运用药物终止早期妊娠的方法。目前常用药物为米非司酮配伍前列腺素。

（一）目的

安全、有效、简便且非手术方法终止 7 周内妊娠。

（二）适应证

（1）正常宫内妊娠且停经天数不超过 49 天者。

（2）自愿要求使用药物终止妊娠的 18～40 岁妇女。

（3）人工流产手术的高危对象：生殖道畸形、严重骨盆畸形、宫颈发育不全或瘢痕子宫等。

（三）禁忌证

（1）米非司酮禁忌证：肾上腺皮质疾患、糖尿病等内分泌疾患、肝肾功能异常、妊娠期皮肤瘙痒史、血液疾病和血管栓塞病史、与甾体激素有关的肿瘤。

（2）前列腺素禁忌证：心血管系统疾病，如二尖瓣狭窄、高血压、低血压、青光眼、胃肠功能紊乱、哮喘、癫痫等。

（3）异位妊娠或疑似异位妊娠。

（4）带器妊娠。

（5）贫血（血红蛋白低于 95g/L）。

（6）妊娠剧吐。

（7）过敏体质。

（8）长期服用以下药物：利福平、异烟肼、抗癫痫药物、抗抑郁药物、西咪替丁、前列腺素合成抑制药物（阿司匹林、吲哚美辛等）、巴比妥类药物。

（9）吸烟超过 10 支/天或嗜酒者。

（10）居住地远离医疗卫生单位，无法随时就诊者。

（四）评估

详细询问病史，做体格检查及妇科检查。查血常规、尿 HCG，阴道分泌物检查。B超检查以确定宫内妊娠，若胚囊平均直径大于25mm、有胚芽、胎心者不宜药物流产。

（五）操作准备

1.环境准备

安静、舒适，诊疗室。

2.物品准备

米非司酮、前列腺素等药物。

3.护士准备

向患者解释操作步骤及注意事项，减轻患者紧张情绪。

（六）操作程序

1.米非司酮

服用方法有两种：顿服法和分次服法，每次服药前后各禁食1小时。

（1）顿服法：用药第1天顿服米非司酮200mg，第3天上午加用前列腺素。

（2）分次服法：用药第1天晨空腹首剂服米非司酮50mg，8～12小时后再服25mg；用药第2天早晚各服米非司酮25mg；用药第3天早上空腹服米非司酮25mg，1小时后加用前列腺素。

2.前列腺素

于首次服米非司酮第3天上午，空腹口服米索前列醇600μg。留院观察6小时。

第九节　妇科肿瘤标志物检查

肿瘤标志物（tumor marker，TM）是指能够提示或反应肿瘤细胞特征、肿瘤存在、发展或病情进展的可探测物，由肿瘤细胞合成、释放或是宿主对肿瘤的反应性释放。这些物质存在于肿瘤细胞和组织中，或分泌到细胞外间隙，可在患者的血液、组织液、分泌液中检测到。其中血清肿瘤标志物作为无创伤性检查，便于重复采样检测和随访，至今仍作为主要的肿瘤探测指标。

人们期待肿瘤标志物能具备高度的敏感性和特异性，能协助诊断、评估疗效、预测肿瘤的复发和转移。但遗憾的是，至今极少几个标志能满足上述要求而应用于临床。随着蛋白质学组、代谢组学等技术日趋成熟和大规模的应用，新的肿瘤标志物不断问世，肿瘤标志物在妇科肿瘤的诊断、治疗和随访中的应用也日益广泛。

从 1846 年有学者发现本周蛋白作为多发性骨髓瘤的实验室诊断依据以来，人类发现的有一定临床价值的肿瘤标志物已达一百多种。与妇科肿瘤有关的标志物多达数十种，大致有以下几类：酶类标记物、糖类标记物、蛋白类标记物、激素类标记物、胚胎性抗原标记物、基因类标记物和其他类标记物。现先将各种与妇科肿瘤有关的标志物的性质介绍如下。

一、酶类标志物

肿瘤的发生、发展涉及全身多种酶类，酶的变化从一定程度上反映肿瘤在体内的变化，因此可能成为肿瘤标志物。由于酶的活性受多种因素影响和干扰，故而稳定性较差，特异性也相对较低。

（一）乳酸脱氢酶（Lactate Dehydrogenase，LDH）

LDH 是糖代谢中的主要酶，催化乳酸成为丙酮酸的氧化反应，广泛分布于各种组织器官中。血清 LDH 正常（参考）值为 $<1.5\mu mol/L$。细胞损伤会引起 LDH 水平升高，肿瘤组织中糖的无氧酵解增强，也促使 LDH 升高。在卵巢上皮性癌和生殖细胞肿瘤等恶性肿瘤的辅助诊断是有一定参考价值。

（二）碱性磷酸酶（Alkaline Phosphatase，ALP）

ALP 能水解各种磷酸酯键，在磷酸基的转移中起重要作用。

ALP 来自肝脏、胎盘和骨组织，正常（参考）值为 32～92U/L。其异常提示肝癌、胆管癌、前列腺癌等。其同工酶胎盘型 ALP（PALP）在滋养层合成，妊娠妇女血清 PALP 升高，卵巢癌等肿瘤也可升高。

（三）神经元特异性烯醇化酶（neuron specific enolase，NSE）

NSE 是糖酵解中的关键酶，存在于神经组织和神经内分泌系统。正常（参考）值＜16.3 ng/mL。NSE 和病情的发展相关，其值越高，疾病恶性程度越高。

二、糖类标记物

肿瘤细胞内糖基化过程发生变异，导致细胞分泌性或细胞膜上的糖蛋白或糖脂中的糖基序列发生改变，形成了新的特殊抗原。常用于妇科恶性肿瘤辅助诊断的此类标志物有 CA125、CA19-9、CA15-3、CA72-4、CA549 等。

（一）癌抗原 125（cancer antigen 125，CA125）

CA125 是一种大分子多聚糖蛋白，分子量可达 220～1 000 kD 之间，99％健康人血清值＜35 U/mL。对浆液性癌的诊断有相对特异性，可用于浆液性卵巢癌、子宫内膜癌、乳腺癌等恶性肿瘤的辅助诊断和随访。但是一些良性病变如子宫内膜异位症、盆腹腔炎症等病变，甚至是早期妊娠和正常妇女中也可能升高。

（二）糖链抗原 19-9（carbohydrate antigen 19-9，CA19-9）

CA19-9 是一种黏蛋白型的糖蛋白，分子量≥5 000 kD，95％健康人血清值＜20 U/mL。CA19-9 升高通常见于黏液性囊腺癌及胃肠道来源的恶性肿瘤。成熟性囊性畸胎瘤（MCT）患者血清 CA19-9 值也可能有升高。

（三）糖链抗原 15-3（carbohydrate antigen 15-3，CA15-3）

CA15-3 是一种分子量为 300～500 kD 的糖蛋白，正常（参考）值为＜28 μg/L。CA15-3 升高见于胰腺癌、肺癌、乳腺癌、卵巢癌等恶性肿瘤。

（四）糖链抗原 72-4（carbohydrate antigen 72-4，CA72-4）

CA72-4 是一种糖蛋白抗原，正常（参考）值为＜6 U/mL，异常升高在各种消化道肿瘤、卵巢癌均可产生。

（五）癌抗原 549（cancer antigen 549，CA549）

CA549 是一种酸性糖蛋白，95％健康妇女中，血清 CA549 水平低于 11U/mL。乳腺癌、卵巢癌、前列腺癌、肺癌患者 CA549 可上升；怀孕妇女和良性乳腺瘤、肝病患者 CA549 略微升高。

三、蛋白质类标志

大多数实体瘤是由上皮细胞衍生而来，当肿瘤细胞快速分化、增殖时，一些在正常组织中不表现的细胞类型或组分大量出现，成为肿瘤标志物。

（一）角蛋白（cytokeratin，CK）

CK 是细胞体间的中间丝，在正常上皮细胞及上皮性癌细胞中起支架作用，支撑细胞及细胞核。肿瘤细胞中最丰富的是 CK18 和 CK19。CYFRA21-1 是 CK19 的两个片段，存在于宫颈癌、肺癌、食管癌等上皮起源的肿瘤细胞的细胞质中，当肿瘤细胞分解时释放入血清。

（二）组织多肽抗原（tissue polypeptide antigen，TPA）

TPA 分子结构和细胞骨架蛋白相类似，分子量在 17～45 kD 之间，增殖活跃的细胞能分泌这种蛋白，可反映肿瘤细胞的增殖及凋亡状况，在消化道肿瘤、乳腺癌、肺癌、宫颈癌、前列腺癌、胃癌、卵巢癌及膀胱癌中均可出现异常升高。

（三）鳞状细胞癌抗原（squamous cell carcinoma antigen，SCCA）

SCCA 是一种分子量为 48kD 的糖蛋白，血清中的 SCCA 浓度和鳞状细胞癌的分化程度有关，正常血清临界值＜1.5ng/mL。在子宫颈癌、外阴癌、肺癌、皮肤癌、头颈部癌、消化道癌和泌尿道肿瘤中都可见 SCCA 升高。SCCA 升高程度和肿瘤的恶性程度密切相关，SCCA 一旦升高往往预示病情恶化，伴发转移，所以常用于治疗监视和预后判断。

（四）铁蛋白（ferritin）

是一种铁结合蛋白，对体内铁的转运、贮存以及铁代谢调节具有重要作用，是铁的主要贮存形式。正常值为 $10\sim200$ng/mL。肝癌、胰腺癌、霍奇金病、白血病、卵巢癌等恶性肿瘤铁蛋白可升高；肝病、铁负荷增多时铁蛋白也可升高。

四、激素类标记物

某些恶性肿瘤可分泌异位激素，或是使得相应的激素受体增加，这些异常的激素或是受体可提示肿瘤的存在和发展。

（一）人绒毛膜促性腺激素（humam chorionic gonadotropin，hCG）

hCG 是一种糖蛋白，在妊娠期由胎盘滋养细胞分泌。相对分子量为 36.7kD，由 α 和 β 两个亚单位组成，α 亚单位也是其他激素如促卵泡生成素（follicle-stimulating hormone，FSH）、黄体生成素（luteinizing hormone，LH）和促甲状腺素（thyroid stimulating hormone，TSH）的组成成分。β 亚单位仅存在于hCG，具有较高特异性，对卵巢原发性绒癌、胚胎癌具有特异性诊断价值。β-hCG 正常参考值上限为 5.0U/L。部分乳腺癌、胃肠道癌、肺癌，良性疾病如肝硬化、十二指肠溃疡、炎症也可见 β-hCG轻度异常。由于 β-hCG 无法穿过血脑屏障，所以脑脊液中出现 β-hCG并且和血清中的β-hCG比例超过 $1:60$，提示肿瘤脑转移。

（二）雌、孕激素及其受体

ER 和 PR 主要分布于子宫、宫颈、阴道及乳腺等靶器官的雌孕激素靶细胞表面，能与相应激素特异性结合，进而产生生理或病理效应。激素与受体的结合特点有：专一性强、亲和力高、结合容量低等。研究表明，雌激素有刺激 ER、PR 合成的作用，而孕激素则有抑制雌激素受体合成并间接抑制孕激素受体合成的作用。ER、PR 在大量激素的作用下，可影响妇科肿瘤的发生和发展。ER 阳性率在卵巢恶性肿瘤中明显高于正常卵巢组织及良性肿瘤，而 PR 则相反，说明卵巢癌的发生与雌激素的过度刺激有关，导致相应的 ER 过度表达。不同分化程度的恶性肿瘤，其 ER、PR

的阳性率也不同。卵巢恶性肿瘤中随着分化程度的降低，PR 阳性率也随之降低；同样，子宫内膜癌和宫颈癌 ER、PR 阳性率在高分化肿瘤中阳性率明显较高。此外有证据表明，受体阳性患者生存时间明显较受体阴性者长。ER 受体在子宫内膜癌的研究较多。有资料表明约 48％的子宫内膜癌患者组织标本中可同时检出 ER 和 PR，31％患者 ER 和 PR 均为阴性，7％只可检出 ER，14％的患者只检出 PR。这些差异提示不同患者 ER 和 PR 受体水平有很大差异，这种差异对子宫内膜癌的发展及转归有较大影响，特别是在指导应用激素治疗有确定价值。

有内分泌功能的卵巢恶性肿瘤分泌的激素可作为肿瘤标志物，如颗粒细胞瘤分泌雌激素。

五、胚胎性抗原标记物

许多只应在胚胎期才具有的蛋白质随胎儿出生而逐渐停止合成和分泌，但在肿瘤状态时，机体中一些基因被激活，使机体重新生成和分泌这些胚胎期和胎儿期的蛋白。

（一）癌胚抗原（CEA）

CEA 是糖蛋白，分子量 $180 \sim 200kD$，其中碳水化合物占 $45％\sim60％$，蛋白质部分是由单链多肽组成，是胚胎发展过程中产生的抗原之一，正常血清 CEA 浓度在 $2.5\mu g/L$ 以下。胎儿在妊娠两个月后由消化道分泌 CEA，出生后消失。CEA 异常升高提示胃肠癌、乳腺癌、卵巢黏液性癌，但需与肝硬化、肺气肿、直肠息肉、良性乳腺痛、溃疡性结肠炎相鉴别。癌肿浸润、转移时 CEA 明显升高，CEA 水平持续升高提示预后不良。

（二）甲胎蛋白（AFP）

AFP 含 590 个氨基酸残基，分子量为 70kD，含 4％的糖类。在正常成人血清 $<5.8\mu g/L$。AFP 在胚胎发育期由卵黄囊和肝脏合成，成人后当肝细胞被破坏后的再生、肝癌和生殖细胞肿瘤时血清 AFP 浓度上升。

六、基因类标记物

肿瘤的发生、发展是多因素、多阶段、多基因共同参与的结果。癌基因的激活或突变，抑癌基因的缺失或突变，可被探查作为肿瘤诊断和治疗的依据。与妇科肿瘤相关的癌基因或抑癌基因如下。

（一）C-erbB-2 基因

C-erbB-2 基因位于染色体 17q23，编码一个分子量 185kD 的跨膜糖蛋白酪氨酸激酶受体，是人类表皮生长因子受体家族成员之一。主要通过信号转导途径参与细胞间、细胞与基质间的信息交流，从而影响多种不同的基因转录。C-erbB-2 基因通过基因扩增而激活，它多见于乳腺癌、卵巢癌和胃肠道肿瘤。

（二）p53 基因

p53 基因是一种抑癌基因，位于染色体 17P13.1，编码一种393 个氨基酸的转录因子，它通过控制细胞进入 S 期控制细胞分化，监视细胞基因组的完整性，阻止具有癌变倾向的基因突变的发生。p53 突变后具有对抗野生型 p53 的细胞凋亡作用，使肿瘤对化疗和放疗产生耐药性。p53 与包括宫颈癌、卵巢癌在内的多种肿瘤的分级、进展有关。

（三）乳腺癌易感基因 1/2

BRCA1/2 基因是一种抑癌基因，其异常表达与家族性乳腺癌及卵巢癌的发生密切相关。体内存在这两种基因任何之一缺陷的女性在 70 岁之前患乳腺癌的风险比正常女性高出约 80%，同时更易患卵巢癌。此外，BRCA1/2 变异与胰腺癌、前列腺癌和胃癌之间也存在联系。

（四）PTEN 基因

是一种抑癌基因，定位于 10q23.3，具有磷酸酶活性。可通过基因突变、DNA 甲基化等方式失活，主要表现为基因缺失、蛋白表达减少。PTEN 作用于 PI3K/AKT 信号途径和选择性抑制MAPK 途径，调控细胞增殖；通过发挥蛋白磷酸酶功能，使 FAK

和 SHC 去磷酸化，抑制细胞迁移。由于 PTEN 蛋白在细胞生长、凋亡、黏附、迁移、浸润等方面的重要作用，因而成为众多肿瘤预后的评价指标。

（五）ras 基因

编码 P21 蛋白，属于三磷酸鸟苷（GTP）结合蛋白（一种细胞信息传递的耦联因子），通过 GTP 与二磷酸鸟苷（GDP）的相互转化来调节信息的传递。通过影响生长调控和分化的信号传导，和肿瘤的浸润度、转移相关。临床上 ras 基因突变多见于神经母细胞瘤、膀胱癌、急性白血病、消化道、乳腺癌、卵巢癌等恶性肿瘤。

（六）myc 基因

与 DNA 合成、细胞信号转录、细胞分化相关，尤其在 G1 和 S 期 myc 表达最强。在分裂细胞中核内蛋白含量升高，在静止细胞内含量低。目前 myc 基因蛋白标志主要用在判断肿瘤和复发和转移上。

（七）bcl 基因

是一种原癌基因，定位于 18 号染色体长臂。通过表达一种磷酸蛋白，抑制细胞死亡而参与肿瘤的发生，其表达阳性与肿瘤低分化和顺铂耐药有关。bcl 基因在各类淋巴瘤、急慢性白血病、何杰金氏病、乳腺癌和甲状腺髓样癌等病中均可呈阳性。

（八）转移抑制基因（nm23）

nm23 基因位于 17q21.3，相对分子量 17 kD。编码核苷二磷酸激酶，后者可调节 G 蛋白介导的细胞信号传导，并通过参与调节细胞内微管系统的状态而抑制肿瘤的转移。

七、人乳头状瘤病毒

人乳头状瘤病毒（human papilloma virus，HPV）属嗜上皮性病毒，现已确定的 HPV 型别约有一百一十余种。目前，国内外已公认 HPV 感染是导致宫颈癌的主要病因。依据 HPV 型别与癌发生的危险性高低将 HPV 分为高危型和低危型两类。低危型

HPV 如 HPV6、HPV11、HPV42、HPV43、HPV44 等，常引起外生殖器疣等良性病变；高危型 HPV 如 HPV16、HPV18、HPV31、 HPV33、 HPV35、 HPV39、 HPV45、 HPV51、HPV52、HPV56、HPV58、HPV59、HPV68 型等则与宫颈癌及宫颈上皮内瘤变（CIN）有关，其中以 HPV16、HPV18 型与宫颈癌的关系最为密切。宫颈鳞癌中以 HPV16 型感染最为常见，而宫颈腺癌中 HPV18 型阳性率较高，并多见于年轻妇女。此外，HPV感染与宫颈上皮内瘤变（CIN）和宫颈浸润癌（CIS）有很强的相关性，随 CIN 程度加重，HPV 阳性率显著增加，至 CIS 可达 90％以上；且 HPV 亚型感染与宫颈癌的转移和预后密切相关，CIS 中HPV18 型阳性者较 HPV16 型阳性者组织学分化差、淋巴转移率高、术后复发率亦显著增高。因此，国内外开始将检测 HPV 感染作为宫颈癌的一种筛查手段。HPV 检测在临床的应用意义有以下几个方面。

（1）HPV 检测作为初筛手段可浓缩高危人群，比通常采用的细胞学检测更有效，目前认为，HPV 筛查的对象为三年以上性行为或 21 岁以上有性行为的妇女，起始年龄在经济发达地区为25～30 岁、经济欠发达地区为 35～40 岁，高危人群起始年龄应相应提前。高危妇女人群定义为有多个性伴侣、性生活过早、HIV/HPV感染、免疫功能低下、卫生条件差/性保健知识缺乏的妇女。65 岁以上妇女患宫颈癌的危险性极低，故一般不主张进行常规筛查。细胞学和 HPV 检测都为阴性者，表明其发病风险很低，可将筛查间隔延长到 8～10 年。细胞学阴性而高危型 HPV 阳性者，发病风险较高，应定期随访。

（2）对于未明确诊断意义的不典型鳞状细胞/腺细胞（ASCUS/AGUS）和鳞状上皮内低度病变（LSIL），HPV 检测是一种有效的再分类方法。可从细胞学结果为 ASCUS/AGUS 中将CIN 有效的检出，减少需阴道镜下活检以明确 CIN 病例数。

（3）HPV 检测可单独应用或与细胞学方法联合使用进行宫颈癌的初筛，开辟了宫颈癌筛查方法的新途径。2003 年 8 月，卫生部委托中国癌症研究基金会召开专家组会议，讨论通过了宫颈癌筛查方案共 3 种，以适于不同资源条件和人群风险度。

（4）HPV 还可用于宫颈上皮内高度病变和宫颈癌治疗后的监测，有效的指导术后追踪。HPV 可预测病变恶化或术后复发的危险，若手术后六个月、十二个月检测 HPV 阴性，提示病灶切除干净；若术后 HPV 检测阳性，提示有残留病灶及有复发可能。

（5）目前 HPV 的检测方法有细胞学法、斑点印迹法、荧光原位杂交法、原位杂交法、Southern 杂交法、多聚合酶链反应（PCR）法和杂交捕获法（hybrid capture，HC）。其中杂交捕获法是美国 FDA 唯一批准的可在临床使用的 HPV DNA 检测技术，目前应用的第二代技术（hybrid capture Ⅱ，HC-Ⅱ）可同时检测 13 种高危型 HPV（16、18、31、33、35、39、45、51、52、56、58、59 和 68），已得到世界范围的认可。

第十节　输卵管通畅检查

输卵管通畅检查的主要目的是检查输卵管是否通畅，了解子宫和输卵管腔的形态及输卵管的阻塞部位。常用的方法有输卵管通气术、输卵管通液术、子宫输卵管造影术和选择性子宫输卵管造影术。其中输卵管通气术因有发生气栓的潜在危险，且准确性仅为 45％～50％，故临床上已逐渐被其他方法取代。近年来，随着介入技术的发展和内镜的临床应用，已普遍采取选择性输卵管造影术和采用腹腔镜直视下输卵管通液术来进一步明确输卵管的通畅情况，并根据输卵管阻塞部位的不同而进一步通过输卵管介入治疗或腹腔镜治疗改善其通畅程度。此外，还有宫腔镜下经输卵管口插管通液试验和宫腹腔镜联合检查等方法。

一、输卵管通液术

输卵管通液术是检查输卵管是否通畅的一种方法，并具有一定的治疗功效。即通过导管向宫腔内注入液体，根据注射液体阻力大小、有无回流及注入液体量和患者感觉等判断输卵管是否通畅。由于操作简便，无需特殊设备，广泛用于临床。

（一）适应证

（1）不孕症，男方精液正常，疑有输卵管阻塞者。

（2）检查和评价输卵管绝育术、输卵管再通术或输卵管成形术的效果。

（3）对输卵管黏膜轻度粘连有疏通作用。

（二）禁忌证

（1）内外生殖器急性炎症或慢性炎症急性或亚急性发作者。

（2）月经期或有不规则阴道出血者。

（3）可疑妊娠者。

（4）严重的全身性疾病，如心、肺功能异常等，不能耐受手术者。

（5）体温高于37.5℃者。

（三）术前准备

（1）月经干净3～7日，禁性生活。

（2）术前半小时肌内注射阿托品0.5mg，解痉。

（3）患者排空膀胱。

（四）方法

1.器械

阴道窥器、宫颈钳、长弯钳、宫颈导管、20mL注射器、压力表、Y形导管等。

2.常用液体

生理盐水或抗生素溶液（庆大霉素8万U、地塞米松5mg、透明质酸酶1500U，注射用水20～50mL），可加用0.5%的利多卡因2mL以减少输卵管痉挛。

3.操作步骤

（1）患者取膀胱结石位，外阴、阴道、宫颈常规消毒，铺无菌巾，双合诊了解子宫的位置及大小。

（2）放置阴道窥器充分暴露子宫颈，再次消毒阴道穹隆部及宫颈，以宫颈钳钳夹宫颈前唇。沿宫腔方向置入宫颈导管，并使其与宫颈外口紧密相贴。

（3）用 Y 形管将宫颈导管与压力表、注射器相连，压力表应高于 Y 形管水平，以免液体进入压力表。

（4）将注射器与宫颈导管相连，并使宫颈管内充满生理盐水，缓慢推注，压力不可超过 160 mmHg。观察推注时阻力大小、经宫颈注入的液体是否回流，患者下腹部是否疼痛。

（5）术毕取出宫颈导管，再次消毒宫颈、阴道，取出阴道窥器。

（五）结果评定

1.输卵管通畅

顺利推注 20mL 生理盐水无阻力，压力维持在 60～80mmHg 以下，或开始稍有阻力，随后阻力消失，无液体回流，患者也无不适感，提示输卵管通畅。

2.输卵管阻塞

勉强注入 5mL 即感有阻力，压力表见压力持续上升而不见下降，患者感下腹胀痛，停止推注后液体又回流至注射器内，表明输卵管阻塞。

3.输卵管通而不畅

注射液体有阻力，再经加压注入又能推进，说明有轻度粘连已被分离，患者感轻微腹痛。

（六）注意事项

（1）所用无菌生理盐水温度以接近体温为宜，以免液体过冷造成输卵管痉挛。

（2）注入液体时必须使宫颈导管紧贴宫颈外口，防止液体外漏。

（3）术后 2 周禁盆浴及性生活，酌情给予抗生素预防感染。

二、子宫输卵管造影术

子宫输卵管造影术是通过导管向子宫腔及输卵管注入造影剂，在 X 线下透视及摄片，根据造影剂在输卵管及盆腔内的显影情况了解子宫腔的形态、输卵管是否通畅、阻塞的部位、输卵管结扎部位及盆腔有无粘连等，尤其是评价输卵管的最佳方法（图 2-2）。

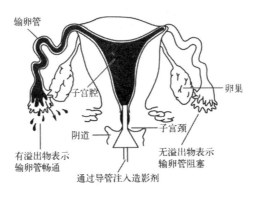

图 2-2 子宫输卵管造影术（HSG）示意图

该检查损伤小，能对输卵管阻塞作出较正确诊断，准确率可达 80%，且具有一定的治疗作用。

（一）适应证

（1）了解输卵管是否通畅及其形态、阻塞部位。

（2）了解宫腔形态，确定有无子宫畸形及类型，有无宫腔粘连、子宫黏膜下肌瘤、子宫内膜息肉及异物等。

（3）内生殖器结核非活动期。

（4）不明原因的习惯性流产，于排卵后做造影了解宫颈内口是否松弛，宫颈及子宫是否畸形。

（二）禁忌证

（1）内、外生殖器急性或亚急性炎症。

（2）严重的全身性疾病，不能耐受手术者。

（3）妊娠期、月经期。

（4）产后、流产、刮宫术后 6 周内。

（5）碘过敏者。

（三）术前准备

（1）造影时间以月经干净 3～7 天为宜，最佳时间为月经干净的 5～6 天，当月月经干净后禁性生活。

（2）做碘过敏试验，阴性者方可造影；如果使用非离子型含碘造影剂不要求做碘过敏试验。

（3）术前半小时可肌内注射阿托品 0.5mg，有助于解痉。

（4）术前排空膀胱，便秘者术前行清洁灌肠，以使子宫保持正常位置，避免出现外压假象。

（四）方法

1.设备及器械

X 线放射诊断仪或数字多动能 X 线胃肠机、子宫导管、阴道窥器、宫颈钳、长弯钳、20mL 注射器。

2.造影剂

目前国内外均使用含碘造影剂，分油溶性和水溶性两种。水溶性造影剂又分为离子型和非离子型。油溶性造影剂分为国产碘化油和进口的超液化碘油；油剂（40％碘化油）密度大，显影效果好，刺激小，过敏少，但检查时间长，吸收慢，易引起异物反应，形成肉芽肿或形成油栓；水溶性造影剂（离子型：76％泛影葡胺注射液；非离子型：碘海醇注射液或碘氟醇注射液等多种）中，非离子型造影剂应用较多，其吸收快，检查时间短，可以不做碘过敏试验，有时子宫输卵管边缘部分显影欠佳，细微病变不易观察，但随着碘当量的提高，造影效果明显改善，已经有逐渐取代油剂的趋势。

3.操作步骤

（1）患者取膀胱截石位，常规消毒外阴、阴道，铺无菌巾，检查子宫位置及大小。

（2）以窥阴器扩张阴道，充分暴露宫颈，再次消毒宫颈及阴道穹隆部，用宫颈钳钳夹前唇，探查宫腔。

（3）将40％碘化油或非离子型水剂（如碘海醇、碘氟醇等）充满宫颈导管，排除空气，沿宫腔方向将其置入宫颈管内，徐徐注入造影剂，在X线透视下观察造影剂流经宫颈管、宫腔及输卵管情况并摄片。24小时（油剂）或20分钟（水剂）后再摄盆腔延迟片，以观察腹腔内有无游离造影剂及造影剂在腹腔内的涂抹或弥散情况、输卵管内造影剂残留情况，进而判断输卵管的通畅程度。

（4）注入造影剂后子宫角圆钝，而输卵管不显影，则考虑输卵管痉挛，可保持原位，肌注阿托品0.5mg或针刺合谷、内关穴，20分钟后再透视、摄片；或停止操作，下次摄片前使用解痉挛药物或行选择性输卵管造影。

（五）结果评定

1.正常子宫、输卵管

宫腔呈倒三角形，双输卵管显影，形态柔软，24小时或20分钟后摄片，盆腔内见造影剂散在均匀分布。

2.宫腔异常

患宫腔结核时子宫常失去原有的倒三角形，内膜呈锯齿状不平；患子宫黏膜下肌瘤时可见宫腔充盈缺损；有子宫畸形时有相应显示（图2-3）。

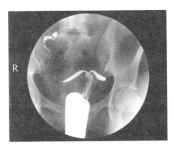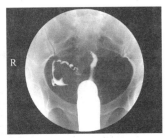

图2-3 HSG清晰显示双角、单角子宫畸形

3.输卵管异常

患输卵管结核时显示输卵管形态不规则、僵直或呈串珠状，有时可见钙化点或盆腔钙化淋巴结；有输卵管积水时输卵管远端

呈气囊状扩张，远端呈球形；24 小时或 20 分钟后延迟摄片，盆腔内未见散在造影剂分布，说明输卵管不通；输卵管发育异常，可见过长或过短的输卵管、异常扩张的输卵管、输卵管憩室等（图 2-4）。

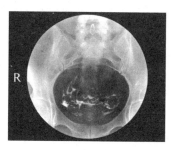

图 2-4 盆腔造影剂涂抹均匀

（六）注意事项

（1）造影剂充盈宫颈管时，必须排尽空气，以免空气进入宫腔造成充盈缺损，引起误诊。

（2）宫颈导管与子宫颈外口必须紧贴，以防造影剂流入阴道内。

（3）导管不要插入太深，以免损伤子宫或引起子宫穿孔。

（4）注入造影剂时用力不要过大，推注不可过快，防止造影剂进入间质、血管。

（5）透视下发现造影剂进入血管或异常通道，同时患者出现咳嗽，应警惕发生油栓，立即停止操作，取头低脚高位，严密观察。

（6）造影后 2 周禁盆浴及性生活，可酌情给予抗生素预防感染。

（7）有时可因输卵管痉挛而造成输卵管不通的假象，必要时重复进行造影或做选择性输卵管造影。

三、选择性输卵管造影术

选择性输卵管造影术是通过将输卵管造影导管经宫颈、宫腔插至输卵管内口注入造影剂，在 X 线下透视及摄片，根据造影剂在输卵管及盆腔内的显影情况了解输卵管是否通畅、阻塞的部位及排除 HSG 时输卵管痉挛导致的输卵管未显影。该检查损伤小，能对 HSG 造成的假阳性做出更准确的判断，同时根据输卵管阻塞或通畅程度不同采取进一步的介入治疗即输卵管再通术（FTR），准确率可达 90%～95%，且具有较好的治疗作用。

（一）适应证

（1）输卵管通而不畅或极不畅，要求治疗。

（2）HSG 中输卵管未显影或部分显影，为区别输卵管痉挛还是张力高阻塞不通。

（3）HSG 显示输卵管近端阻塞，区别是粘连完全阻塞，还是疏松粘连或分泌物较多之阻塞，此时可作再通术治疗。

（二）禁忌证

（1）内、外生殖器急性或亚急性炎症。

（2）严重的全身性疾病，不能耐受手术者。

（3）妊娠期、月经期。

（4）产后、流产、刮宫术后 6 周内。

（5）碘过敏者。

除以上禁忌证外，还包括：①明显输卵管积水，伞端明显包裹；②结核性输卵管阻塞；③全身发热 37.5℃以上。

（三）术前准备

（1）选择性输卵管造影时间以月经干净 3～7 天为宜，最佳时间为月经干净的 5～6 天，当月经干净后禁性生活。

（2）做碘过敏试验，阴性者方可造影；如果使用非离子型含碘造影剂不要求做碘过敏试验。

（3）术前半小时肌内注射阿托品 0.5mg，有助于解痉。

（4）术前排空膀胱，便秘者术前行清洁灌肠，以使子宫保持正常位置，避免出现外压假象。

（四）方法

1.设备及器械

数字多动能 X 线胃肠机或数字减影血管造影机（DSA）、输卵管造影导管及外套管、导丝，阴道窥器、宫颈钳、长弯钳、20mL注射器。

2.造影剂

目前国内外均使用含碘造影剂，分为离子型（如 76％泛影葡胺注射液）和非离子型（如碘海醇注射液或碘氟醇注射液等多种）。

3.相关药品

庆大霉素 16 万 U、地塞米松 10mg 等。

4.操作步骤

（1）患者取膀胱截石位，常规消毒外阴、阴道，铺无菌巾，检查子宫位置及大小。

（2）以窥阴器扩张阴道，充分暴露宫颈，再次消毒宫颈及阴道穹隆部，用宫颈钳钳夹前唇，探查宫腔。

（3）在透视下将输卵管导管插入外套管中，置外套管于颈管内口，然后轻轻将导管送入输卵管开口处。

（4）注入造影剂，输卵管显影后，注入治疗药液，再观察输卵管内有否残留和造影剂弥散盆腔情况。

（5）若 SSG 显示输卵管近端阻塞，则可用导丝插入内导管直至输卵管口，透视下轻柔推进导丝，如手感有明显阻力或患者疼痛时停止，然后再注入造影剂显示输卵管再通情况。

（6）术中密切观察有无手术反应，并及时处理。

（五）结果评定

1.输卵管通畅

双输卵管显影，形态柔软，造影剂从输卵管伞端迅速弥散至盆腔，推注药液后输卵管内无造影剂残留，盆腔内见造影剂散在均匀分布。

2.输卵管积水时

输卵管近端呈气囊状扩张,远端呈球形。

3.输卵管不通时

输卵管不显影,盆腔内未见散在造影剂分布。

4.输卵管发育异常

可见过长或过短的输卵管、异常扩张的输卵管、输卵管憩室等。

（六）注意事项

（1）导管进入宫腔时,动作要轻柔,尽量减少疼痛和导管对内膜损伤。

（2）注入造影剂时用力不要过大,推注不可过快,防止造影剂进入间质、血管。

（3）如果输卵管近端阻塞,尝试用输卵管介入导丝再通时,要分清导丝的头端,操作轻柔的同时询问患者的感受和透视下监视尤为重要,防止造成输卵管穿孔。

（4）造影后2周禁盆浴及性生活,可酌情给予抗生素预防感染。

四、妇产科内镜输卵管通畅检查

近年来,随着妇产科内镜的大量采用,为输卵管通畅检查提供了新的方法,包括腹腔镜直视下输卵管通液检查、宫腔镜下经输卵管口插管通液试验和宫腹腔镜联合检查等方法,其中腹腔镜直视下输卵管通液检查准确率可达90％～95％。但由于内镜手术对器械要求较高,且腹腔镜仍是创伤性手术,故并不推荐作为常规检查方法,通常在对不孕、不育患者行内镜检查时例行输卵管通液（加用亚甲蓝染液）检查。内镜检查注意事项同上。

五、临床特殊情况的思考和建议

（1）尽管各种检查手段的不断改进和提高,生殖医学在评价输卵管性不孕的诊断中,子宫输卵管造影目前仍被认为是输卵管通畅检查的首选方法，有学者认为其他适应证还包括女性习惯性流产对宫颈机能的评价、输卵管结扎后评价及接管再通前的评价、肌瘤切除术前对患者评估等。HSG 在评价子宫和输卵管异常时具有重要作用，包括子宫畸形、息肉、肌瘤、妇科术后改变、宫腔粘连和腺肌症；输卵管的闭塞、峡部结节性输卵管炎症、息肉、积水和盆腔粘连。HSG 的常见并发症是阴道少量出血和感染；放射科医生应熟练掌握 HSG 的标准操作技巧并给出正确诊断。

（2）选择性输卵管造影在提高输卵管通畅程度准确性的同时，可以利用超滑微导丝直接进行输卵管的介入治疗，即输卵管再通术（FTR），注入生理盐水或抗生素溶液（庆大霉素 8 万 U、地塞米松5 mg、透明质酸酶 1 500 U，注射用水 20～50 mL），弥补了单纯输卵管通液术的不足，在进一步明确输卵管通畅程度的同时，为给予相应的治疗创造了条件。

第十一节　阴道镜检查

作为宫颈癌早诊断、早治疗的"三阶梯"程序，即细胞学-阴道镜-组织学诊断，阴道镜诊断在其中起到关键的桥梁作用。至今，它仍然是宫颈癌及癌前病变诊断的"金标准"。

1925 年，德国人 Hans Hinselman 发明了阴道镜，经过后人的不断改进，由手持式放大镜发展至目前临床广泛应用的光电一体阴道镜。由于阴道镜可将所观察的外阴、阴道、宫颈局部放大10～40 倍，可以观察发现肉眼看不到的较微小的病变，进行定位并活检，降低细胞学检查的假阴性和漏诊机会，有效提高阳性病变检出率，协助临床医师尽早发现下生殖道癌前病变或早期癌症，从而为下生殖道恶性肿瘤的早发现、早诊断、早治疗提供确切客观依据，提高患者的生存率，降低下生殖道晚期恶性肿瘤的发生，尤其是中晚期宫颈癌的发病率，因此阴道镜检查得到了越来越多的妇科肿瘤医师、病理医师的重视。

一、适应证

（1）异常的临床症状和体征 接触性出血，异常阴道排液，宫颈炎久治不愈。

（2）临床检查发现外阴、阴道、宫颈可疑病灶或新生物需明确性质。

（3）细胞学检查异常 反复巴氏涂片Ⅱ级或Ⅱ级以上，或者TBS提示LSIL以上。

（4）高危型HPV-DNA阳性，同时细胞学检查提示ASCUS。

（5）外阴，阴道及宫颈的良性病变在治疗前需排除浸润性病变者。

（6）宫颈锥切前确定病变范围。

（7）早期宫颈癌术前了解病变范围及阴道受累情况。

（8）随访下生殖道病变的动态变化及疗效评估。

（9）下生殖道健康检查时，要求阴道镜检查者。

二、禁忌证

阴道镜检查无绝对禁忌证。阴道镜引导下活检的禁忌证有以下几点。

（1）下生殖道及盆腔炎症急性期。

（2）下生殖道活跃性出血。

（3）其他不宜行活检的病理状态，如创面修复过程、严重凝血功能障碍等。

三、时间选择

（1）一般于月经干净后进行检查。

（2）了解颈管内病变宜于围排卵期进行。

（3）怀疑癌或癌前病变者应及早检查。

四、阴道镜检查前的准备

（1）询问病史、月经史，选择合适的检查时间。

（2）白带常规检查及宫颈细胞学检查。

（3）检查前 24 小时内不宜妇科检查、细胞学采样。

（4）检查前 3 天内不宜性交或阴道冲洗用药。

五、阴道镜检查的设备

（一）检查室

阴道镜检查应有专门诊室，一般在 $20m^2$，除可安放一台阴道镜装备外，还应安放标准型检查床，配聚焦冷光源灯，小手术台式推车，可安放各种辅助检查的器械及试剂。应配备必要的止血和心肺复苏设备。阴道镜检查室最好与治疗间一体化设置。

（二）器械

窥阴器、纱布钳、宫颈钳、活检钳、刮匙、大棉签、纱布球和带线纱球等。

（三）试剂

3％醋酸溶液、1％碘溶液、消毒溶液、10％甲醛溶液、止血海绵。

六、阴道镜检查的操作步骤

（1）患者取膀胱截石位，阴道镜医师调整阴道镜镜头与患者阴道口同一水平面、距离外阴约 20 cm 处，调节焦距。

（2）观察外阴部，包括大小阴唇、前庭尿道口、会阴、肛周、阴阜有无赘生物，皮肤黏膜有无增厚萎缩、色素减退或沉着，对可疑部位涂醋酸液后再观察有无异常改变。

（3）轻柔放置窥阴器，避免擦伤阴道宫颈上皮，宜边扩张边置入。以纱球轻卷拭去阴道内及宫颈表面分泌物。观察阴道壁及阴道穹隆有无赘生物或溃疡，宫颈的大小、形态、糜烂面积等。以 3％醋酸溶液涂布阴道壁、穹隆及宫颈，观察阴道壁及阴道穹隆有无异常白色上皮或血管，宫颈移行带类型，阴道镜图像是否满意，有无异常白色上皮、血管及腺体开口。绿色滤光镜可更清晰观察血管的形态变化。必要时可重复应用醋酸溶液。以1‰碘溶液涂布阴道壁、穹隆及宫颈，观察有无碘不染色区域以及范围。醋酸和碘染试验观察时间分别至少在30秒以上，然后作出初步阴道镜诊断。

（4）对外阴、阴道和宫颈可疑部位，消毒后用活检钳咬取2～4 mm直径大小的组织数块，深度应达到间质，送病理检查，外阴活检宜局麻下进行。对宫颈图像不满意、疑有颈管病变或病变向颈管内延伸者，刮取宫颈管内膜送病理组织学检查或黏液送病理细胞学检查。

（5）活检后，用纱布压迫出血。宫颈、阴道活检者，可放置止血海绵并以带尾线纱布球紧压，告知患者24小时后自行取出带线纱球并禁性交和盆浴2周。

（6）详细填写或打印阴道镜检查记录和诊断报告。

七、阴道镜图像

（一）正常图像

1.上皮

（1）原始鳞状上皮：镜下为光滑，均匀、粉红色的上皮。上皮下可见细小的毛细血管呈网状、树枝状或放射状排列。原始鳞状上皮醋酸作用后基本不变色，碘试验呈均匀深染的棕色改变。

（2）柱状上皮：柱状上皮为单层有分泌功能的高柱状上皮，表面不规则，有长的基质乳头和深的裂隙，其透光性好，呈深红色。原始柱状上皮在正常解剖结构中位于宫颈管内，在高雌激素作用或宫颈炎症时，柱状上皮覆盖宫颈阴道部。柱状上皮醋酸作用后微微发白，呈葡萄状水肿样特征性改变，碘试验不染色（图 2-5）。

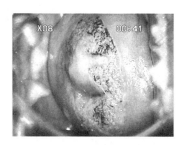

图 2-5　正常阴道镜图像

（3）移行带：原始鳞-柱状交接部和生理性鳞-柱状交接部之间的区域称为移行带。阴道镜下可以原始鳞状上皮和柱状上皮之间的区域判定移行带。阴道镜下，移行带分为三型，Ⅰ型：移行带完全可见；Ⅱ型：移行带部分可见，经过棉签、无创宫颈管扩张钳或窥器的辅助后，移行带可完全看见；Ⅲ型：大部分移行带位于宫颈管内，无法完全暴露。移行带内可以观察到以下图像。

1）化生上皮：当鳞-柱交界位于宫颈阴道部时，暴露于阴道的柱状上皮受到阴道酸性环境影响，柱状上皮下的未分化储备细胞增生并逐渐转化为成熟鳞状上皮，柱状上皮脱落，由成熟的复层鳞状细胞替代，此过程为鳞状上皮化生。移行带内可见成熟度不一的化生上皮。较成熟的化生上皮，醋酸作用后呈现薄的云雾状白色上皮，碘试验表现为染色较深。醋酸试验反映上皮细胞增生代谢的活跃程度，碘试验可以判断细胞内的糖原含量。根据醋酸试验和碘试验的表现，可以判断化生上皮的成熟度。

可见原始鳞状上皮、柱状上皮，宫颈口可见分泌物。

2）腺开口：散在分布于化生上皮区，开口呈圆形或椭圆形，开口周围覆盖化生上皮。根据开口周围环状白色上皮的厚度，腺开口分为五型，Ⅰ型：腺开口周围无环状白色上皮；Ⅱ型：腺开口周围规则细白环；Ⅲ型：腺开口周围呈略宽，边界模糊不隆起的白环；Ⅳ型：腺开口周围呈粗大，明显的隆起的白环；Ⅴ型：腺开口呈明显实性白点，并隆起。正常移行带内可见少量Ⅰ至Ⅱ型腺开口。

3）异位岛：化生上皮成熟不同步导致部分柱状上皮被化生成熟的鳞状上皮分割环绕，形成"柱状上皮岛"或称"异位岛"。醋酸作用后可见鳞状上皮区域内的小片柱状上皮，涂碘后可见不染的柱状上皮外为染色均匀一致的鳞状上皮。

4）纳氏囊肿：即宫颈腺体囊肿。为化生上皮覆盖柱状上皮的腺体开口，导致分泌物潴留、扩张形成囊肿，可见于鳞状上皮化生过程或慢性宫颈炎患者。阴道镜下可见囊肿表面覆盖树枝状血管，醋酸作用后无明显变化，碘试验可均匀染色或部分染色，穿破囊壁可见黏稠囊液流出。

2.血管

正常宫颈上皮下血管走行是平行于上皮的，由粗至细分支，呈树枝状、放射状分布，其末端交叉形成网状形态。正常的血管末端在醋酸作用下有收缩反应，10 至 20 秒后作用消失，血管舒张。

（二）异常图像

1.上皮

（1）白色上皮：是指醋酸作用后出现的局灶性白色图像，无明显血管可见。根据白色上皮是否高出表面分为扁平白色上皮和微小乳头或脑回状白色上皮。上皮透明度越差，颜色越白，边界越清楚，高出表面，持续时间长不消退者，上皮的不典型性程度越重，因此，有薄白色上皮和厚白色上皮之分。少数生理状态、宫颈物理治疗后修复过程或鳞状上皮化生过程都可能形成程度不等的白色上皮（图 2-6）。

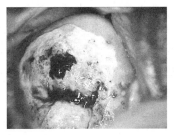

图 2-6　白色上皮
宫颈 1 点、2 点可见界限清晰的白色上皮

（2）白斑：是指位于宫颈表面的白色斑块，无需醋酸作用肉眼即可查见，表面平坦或略高出平面呈不规则片状，边界清楚，无异常血管。白斑多为角质生成失常，有时为尖锐湿疣、乳头状瘤，不一定与癌瘤有关，需加以鉴别。

（3）镶嵌：是由不规则增生的血管被增生的上皮挤压后，将异常增生的上皮分割成多个多边形的阴道镜图像。异常增生的上皮可以是白色上皮，也可以是高型别的腺开口。典型的镶嵌图像是在醋酸作用后，基底变白，边界清楚，多见于不典型增生或原位癌。若不规则的血管扩张变形，异常增生的上皮增厚伴坏死，镜下表现如猪油状或脑回状常提示浸润癌可能。镶嵌也有细镶嵌和粗镶嵌之分，提示病变程度不同（图2-7）。

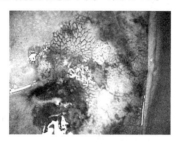

图2-7 上皮与血管镶嵌

宫颈1点至4点可见厚重白色上皮基础上粗大的血管分割，形成镶嵌图像

（4）碘试验不染色的上皮：以往称碘染阴性上皮，有时易引起混淆。不成熟的化生上皮由于细胞内缺乏糖原，涂碘后呈黄色。亮黄色常提示上皮不典型程度较重。而成熟的阴道宫颈鳞状上皮含糖原，可以固定碘而染色。碘试验不染色区域往往与醋酸试验的白色上皮区相匹配，更便于病灶区域判断和选择活检部位。

（5）腺开口：密集分布的Ⅲ级以上腺开口常提示HPV感染，醋酸作用后腺开口清晰可见，碘染色后呈花斑样或斑点状改变。宫颈原位癌或浸润癌可见Ⅳ型和Ⅴ型腺开口，常伴其他异常图像改变（图2-8）。

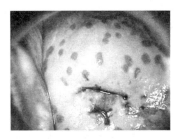

图 2-8 斑点状改变

将分泌物拭去，见宫颈呈斑点状充血

2.血管

（1）点状血管：位于基底乳头中的毛细血管，因受到增生组织挤压，由下方斜行或垂直达上皮表面，低倍镜下呈逗点状，高倍镜下可见血管末端扩张扭曲，似绒球或鸟巢状，典型的点状血管醋酸作用后基底变白，边界清楚，血管间距增大，严重者点子粗大，向表面突出，有时许多小点聚集成堆，呈乳头状点状血管。厚白色上皮基础上伴有粗大的点状血管提示高级别宫颈病变（图 2-9）。

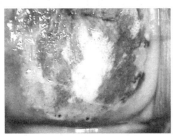

图 2-9 点状血管

宫颈 3 点、5 点、6 点可见厚重白色上皮基础上有粗大的点状血管

（2）异型血管：是由于血管的走向与上皮形成不同的角度而构成的不同图像，表现为血管的管径粗细不等、形态不一、走向及间距高度不规则，醋酸作用后无收缩表现。阴道镜下可见：血管扩张、紊乱、螺旋状、串珠状、扭曲状、发夹状及突然中断状等。异型血管的出现常提示浸润性病变的存在。

八、值得注意的几个问题

（1）阴道镜检查是根据宫颈上皮、血管的形态及细胞增生成熟程度的间接评估来诊断宫颈病变的，一种宫颈病变可有多种异常阴道镜图像改变，而一种异常阴道镜图像改变也可出现于多种宫颈病变。因此，不能简单地将某一种异常阴道镜图像改变与某种宫颈病变划等号，而应综合图像改变来判断，得出阴道镜诊断。

（2）由于宫颈病变呈多灶性，加上活检范围局限，即使阴道镜引导下行宫颈活检，也应考虑更重病变存在的可能性，特别是移行带内移或病变向颈管内延伸，或阴道镜检查不满意时。

（3）阴道镜检查记录和诊断报告应规范。记录和报告内容至少应包括检查指征、移行带类型、阴道镜检查满意度、正常和异常图像描述，在作出阴道镜诊断同时应对后续诊疗方案有具体的指导建议。

（4）阴道镜医师是经过专业学习、经专门机构培训、有阴道镜检查资质的专业性较强的一类妇科医师，强调阴道镜医师的培训和资质认证对保证阴道镜诊断的质量控制十分重要。

第三章

妇科诊疗技术的护理配合

一、阴道镜检查的护理配合

（一）概述

阴道镜检查是妇科的一种辅助检查方法，其原理是利用阴道镜将观察部位上皮放大 10～40 倍，观察肉眼难以发现的上皮和血管微小病变（异型上皮、异型血管和早期癌前病变），为定位活检提供可靠病变部位，可提高诊断的准确率，对宫颈癌和癌前病变的早期发现、早期诊断有一定的临床意义。由于阴道镜检查具有操作比较简便、可提供较为可靠的活检部位及通过摄片以留存资料等优点，目前已成为妇科防癌检查的常用手段之一。

1.适应证与相对禁忌证

（1）适应证：①宫颈细胞学检查巴氏Ⅱ级以上者或 TBS 提示上皮细胞异常或持续阴道分泌物异常。②可疑恶性病变或宫颈炎长期治疗无效，指导性活检以明确诊断。③有接触性出血，肉眼观察宫颈无明显病变，观察肉眼难以确定病变组织的细微外形结构。④宫颈锥切前确定病变范围。⑤阴道腺病、阴道恶性肿瘤的诊断。

（2）相对禁忌证：①生殖道急性炎症。②大量阴道流血。③已确诊宫颈恶性肿瘤。

2.阴道镜的主要构造及检查常用制剂的配置

阴道镜的基本结构包括放大镜、支架和电源 3 个部分。其中，放大镜可调节的放大倍数为 10～40 倍，配有红和绿双色滤光片，使用绿色滤光片观察时光线柔和，红色滤光片背景呈红色，适于观察血管形态；双目目镜可在 50～80 mm 间调节距离，镜头可通过操纵手柄完成俯仰。支架的底座安装有 4 个轮，可向前后、左右方向移动，同时可使阴道镜镜头上下升降。光源为冷光源，因此，即使阴道镜镜头距离检查部位很近，也不至于使局部组织发热。

阴道镜检查时为便于观察局部组织的细微结构及区分正常与可疑病变组织，常采用 3％醋酸溶液和复方碘溶液涂抹宫颈表面。对于尖锐湿疣等赘生物，也可采用 40％三氯醋酸涂抹局部治疗。3％醋酸溶液是由 30 mL 醋酸及 100 mL 蒸馏水配制而成的；复方碘溶液是由 1 g 碘、2 g 碘化钾及 100 mL 蒸馏水配制而成的；为了保证检查及治疗效果，检查所需制剂配制后应放在棕色瓶子里密闭好保存，一般不超过 7 d。

（二）实施方案

1.护理评估

（1）受检者月经史、生育史、生殖道炎症病史、临床诊断及治疗经过，有无接触性阴道流血及宫颈阴道细胞学检查等。

（2）受检者外阴、阴道及宫颈有无赘生物、充血、可疑癌性病变等，阴道分泌物的量、颜色及性状等。

（3）受检者的心理状况。

2.护理计划

（1）护士准备：洗手，戴口罩，熟悉阴道镜检查的过程，向受检者讲解阴道镜检查的目的、方法及可能出现的不适症状。检查阴道镜及配套器械及消毒日期。配制碘溶液，并将其保存于棕色瓶中。

（2）受检者准备：检查前 2 d 内有无性交、阴道或宫颈上药及阴道检查等。受检者排空膀胱。

（3）用物准备：阴道镜、一次性阴道窥器、弯盘、长镊子或卵圆钳 2 把、棉球及棉签若干、3％醋酸溶液、复方碘溶液、一次性会阴垫巾、无菌手套 2 副。

（4）环境准备：室温适宜，空气清洁，屏风遮挡，保护受检者隐私。

3.护理配合

(1) 核对受检者姓名,协助其取膀胱截石位,在其臀下垫一次性会阴垫巾。

(2) 戴手套,递未涂任何润滑剂的阴道窥器暴露宫颈,递夹持干棉球的卵圆钳或长镊子拭去宫颈分泌物。开启光源开关,医生进行直接观察。

(3) 递蘸取 3%醋酸溶液的棉签涂抹宫颈表面,详细观察阴道镜图像,柱状上皮迅速水肿并变白,呈"葡萄串"状,鳞状上皮无此改变,若超过 5 min 尚需继续观察,可再次涂抹醋酸溶液。

(4) 递蘸取碘溶液棉签涂抹宫颈表面,详细观察可疑病变部位,正常宫颈或阴道的鳞状上皮可被染色呈棕褐色或黑褐色(碘试验阴性),宫颈管柱状上皮或覆盖糜烂面的柱状上皮不着色(碘试验阳性)。

(5) 检查结束后,协助受检者穿好衣服,告知其术后适当休息,禁止盆浴、游泳及性生活 1 周;若进行宫颈活组织检查,禁止盆浴、游泳及性生活 1 个月,及时领取病理检查报告并反馈给医生。

(6) 整理用物,洗手并记录。

4.护理评价

(1) 物品准备齐全,碘溶液及醋酸溶液浓度符合要求,作用效果好。

(2) 检查操作过程中与受检者及时沟通,消除其紧张焦虑心理。

(3) 受检者能复述检查术后注意事项。

二、宫腔镜检查的护理配合

(一) 概述

宫腔镜的发展已有百余年历史,但直到 1982 年第一次国际宫腔镜会议的召开,才使宫腔镜在世界范围内的应用得到了快速发展。宫腔镜是光学内镜的一种，主要用于宫腔及宫颈管疾病的诊断和治疗，其原理是采用膨宫剂扩张子宫腔，利用光学系统扩大观察视野并放大局部组织结构，便于医生通过窥镜观察宫颈管、宫颈内口、子宫内膜及输卵管开口，确定病灶的部位、大小、外观和范围，对病灶表面的组织结构进行比较细致的观察，并针对病变组织直接取材。

1.适应证与禁忌证

（1）适应证：①异常子宫出血及宫腔粘连。②可疑宫腔内占位性病变。③查找不孕症及习惯性流产的宫内及宫颈因素。④可疑子宫畸形：如单角子宫、子宫纵隔等。⑤宫内节育器的定位及取出。⑥评估药物对子宫内膜的影响。⑦经宫腔镜放置输卵管镜检查输卵管。

（2）禁忌证：①严重心、肝、肺、肾功能不全患者。②近期有子宫穿孔或子宫手术史者。③血液系统疾病患者。④急性生殖道炎症未愈或体温≥37.5 ℃，暂缓检查或治疗。

2.宫腔镜的主要构造及类型

宫腔镜的构造比较复杂，主要由镜体、光导纤维和光源三部分组成。镜体的主要组成部分包括鞘套、窥镜、闭孔器和附件，其中鞘套分前端、镜杆和后端三个部分，其作用是使窥镜顺利进入宫腔，放置检查或手术器械，同时膨宫剂可经鞘套与窥镜间的腔隙进入宫腔；窥镜也称光学视管，由接物镜、中间镜和接目镜等多组放大镜组成，其作用是扩大视野范围并放大组织结构，便于直接观察；闭孔器是一前端钝圆的实心不锈钢杆，宫腔镜检查时，先将闭孔器插入鞘套内置入宫腔，其作用是避免边缘锐利的鞘套损伤子宫内膜，也可防止窥镜镜片在放置过程中的损坏；宫腔镜的附件包括活检钳、异物钳、微型剪、吸管、导管、标尺、电凝电极、套圈切割器等，医生利用相关附件在宫腔内进行诊治操作。

宫腔镜可分为两大类，即软管型宫腔镜和硬管型宫腔镜，后者又根据镜体前端形态而分为直管型宫腔镜和弯管型宫腔镜，临床上以直管型宫腔镜应用较多。此外，根据宫腔镜观察的视野范围而分为全景式宫腔镜、接触式宫腔镜及纤维宫腔阴道镜；根据宫腔镜的应用性能而分为检查性宫腔镜和手术性宫腔镜。

3.膨宫方法及膨宫介质

膨宫技术是宫腔镜诊治中的关键环节，如果膨宫效果不好，难以达到理想的诊治效果。膨宫方法可分为气体膨宫、液体膨宫和机械膨宫 3 大类，目前临床上应用较多的是气体和液体膨宫法。不同的膨宫法所采用的膨宫介质不同。气体膨宫介质主要是二氧化碳（CO_2），其优点是不易燃爆且溶解度高，目前是临床最常用的膨宫气体；液体膨宫介质可分为低渗、等渗及高渗液体 3 种，临床常用的低渗及等渗液体有蒸馏水、生理盐水或 5％葡萄糖，主要作为检查性宫腔镜的膨宫剂；高渗液体具有黏稠度高、不易与血和黏液混合的优点，膨宫效果好，其缺点是价格昂贵。此外，其黏稠度高而推注困难，临床常用的高渗液体有：Hyskon 液、25％～50％葡萄糖及复方羧甲基纤维素溶液等，主要用于治疗性宫腔镜。

4.宫腔镜检查的适宜时间及并发症

1）适宜时间：宫腔镜检查一般以月经干净后 5 d 为宜，此时子宫内膜处于增生早期，宫腔内病变易暴露，观察效果比较理想。对于阴道不规则出血的患者，若必须进行检查，应给予抗生素预防感染。

2）并发症：宫腔镜检查技术熟练，较少发生并发症。临床上宫腔镜检查的并发症有

（1）过度牵拉和扩张宫颈导致的宫颈损伤或出血。

（2）膨宫液过度吸收而进入血液。

（3）无菌观念不强、器械与敷料消毒不严或患者自身生殖道炎症未愈而引起的感染。

（4）CO_2 所引起的气栓、肩痛或腹胀等。

（5）由于扩张宫颈和膨胀宫腔所致的迷走神经综合征。

（6）过敏反应。

（二）实施方案

1.护理评估

（1）患者具有宫腔镜检查的适应证，如子宫异常出血、不孕不育、闭经、习惯性流产、可疑宫内占位性病变及宫内节育器移位等。

（2）既往病史、孕产史、子宫手术史及末次月经日期等，妇科检查无生殖道急性炎症，测量血压、呼吸、脉搏、体温等生命体征正常。

（3）盆腔超声检查、血常规、凝血功能、肝功能、尿常规、心电图及生殖道细胞学检查等结果。

（4）患者的心理状况、家庭及社会支持系统。

2.护理计划

（1）护士准备：洗手，戴口罩，检查宫腔镜设备、用物及消毒日期，向患者讲解宫腔镜检查的目的及主要过程，测患者当日体温＜37.5 ℃。

（2）患者准备：体温检测，排空膀胱，签知情同意书，积极配合检查。

（3）用物准备：5％葡萄糖溶液 2 000～3 000 mL、50 mL 注射器、输液器、输液胶贴、橡胶单、消毒宫腔镜、宫腔镜手术包（卵圆钳2把、弯盘2个、纱球4个、纱布4块、棉球6个、4～8号宫颈扩张器各1根、阴道窥器2个、子宫刮匙、活检钳、子宫探针、宫颈钳、敷料钳4把、会阴垫巾、无菌单）、0.5％及0.05％碘伏、地塞米松5 mg、污物桶、装有固定液的标本瓶4个、坐凳、立灯等。

（4）环境准备：空气消毒，室温 26～28℃，屏风遮挡，保护患者隐私。

3.护理配合

（1）核对患者姓名，协助其取膀胱截石位。摆放好坐凳、立灯及污物桶。

（2）配合麻醉师给予静脉麻醉，保持静脉输液通畅。递夹持0.5％碘伏纱球的卵圆钳消毒会阴，递夹持 0.05％碘伏纱球的卵圆钳及阴道窥器，消毒阴道及宫颈，协助铺无菌单。

（3）连接好宫腔镜电源及膨宫液体泵，排空膨宫液体输入管内空气，协助检查并调节宫腔镜摄像系统。

（4）更换阴道窥器暴露宫颈，递夹持 0.05％碘伏棉球的卵圆钳再次消毒宫颈及阴道。递宫颈钳夹持宫颈前唇，递子宫探针探查宫腔深度，自小号开始依次递宫颈扩张器扩张宫颈，至宫腔镜鞘套能进入宫腔。

（5）递宫腔镜鞘套进入宫腔，取回闭合器，递宫腔镜体进入宫腔，打开膨宫液管道开关，向宫腔内注入 5％葡萄糖液体，根据医嘱，调整液体流量和宫腔内压力，医生转动镜体按顺序检查至满意。

（6）递活检钳钳夹可疑病变组织，将取出的病变组织遵医嘱放入标本瓶中，做好标记。

（7）检查结束后，取回活检钳及宫腔镜，递夹持 0.05％碘伏棉球的卵圆钳消毒宫颈及阴道，清点器械及敷料数量，取出宫颈钳及阴道窥器。

（8）询问患者有无腹痛或特殊不适，送其到观察室卧床休息1 h，测量并记录血压、心率、呼吸及脉搏等，记录液体出入量。告知其术后 2 h 后可饮水进食，术后 1 周内可有少量阴道流血，无需处理。术后保持外阴清洁，禁止性生活及盆浴 2 周。

（9）及时送检标本，并告知患者取结果的时间。

4.护理评价

（1）医生对操作配合满意，检查过程顺利。

（2）患者检查术后无腹痛及明显不适。

（3）患者能复述术后注意事项，明确领取检查结果时间，及时将结果反馈给医生。

三、腹腔镜检查的护理配合

（一）概述

腹腔镜是内镜的一种，医生利用腹腔镜观察盆、腹腔内脏器的形态及其病变，必要时取活组织行病理学检查并开展相应手术治疗。20 世纪 60 年代腹腔镜开始在我国妇科领域应用，20 世纪 80 年代中期，随着微型摄像头和高分辨率监视器的出现，电视腹腔镜得到了广泛认可，20 世纪 90 年代后腹腔镜技术得到了快速发展，腹腔镜手术器械和方法不断更新，许多医院妇产科不仅开展腹腔镜的诊断性检查，而且开展了腹腔镜镜下手术。目前腹腔镜已成为临床妇产科应用较为广泛的一种诊治技术。

1.适应证和禁忌证

（1）适应证：①子宫内膜异位症、异位妊娠及内生殖器畸形的诊断。②多囊卵巢综合征及卵巢早衰的诊断。③病因不明的盆腔疼痛的鉴别诊断。④病因不明的少量腹腔内出血或腹水的检查。⑤原发性或继发性不孕及不育的检查。⑥开腹手术指征不确切的盆腔肿块性质、部位的鉴别诊断。⑦盆腔恶性肿瘤二次探查的疗效评估及绝育后复孕手术术前评估。⑧子宫穿孔、宫内节育器腹腔内移位的检查。

（2）禁忌证：①严重心血管疾病及呼吸系统疾病不能耐受麻醉者。②盆腹腔肿块过大，超过脐水平者。③膈疝、腹壁疝及腹股沟疝者。④腹腔内广泛粘连者。⑤弥漫性腹膜炎或腹腔内大出血者。⑥凝血系统功能障碍者。

2.腹腔镜检查的并发症及预防

（1）腹膜外气腹：气腹是由于气腹针未进入腹腔，仅达腹膜前间隙，充气时气体进入并积聚于此，将腹膜与腹肌分离所致。选择脐轮下缘穿刺，穿刺后确认气腹针进入腹腔，可预防腹膜外气腹的发生。

（2）大网膜气肿：气肿是由于气腹针穿刺入大网膜，充气后所致。避免大网膜气肿，应注意观察充气压力是否增高，若压力增高，可将气腹针向外拔出少许，轻轻摇动腹壁，使大网膜自针头脱落。

（3）皮下气肿：气肿是由于气腹针未进入腹腔或气腹压力过高或二氧化碳气体渗漏至皮下所致。为避免皮下气肿发生，应确认气腹针进入腹腔，同时尽量缩短检查时间。

（4）气体栓塞：栓塞是由于二氧化碳误注入血管或肝内所致。操作者应在连接充气装置前先用注射器抽吸无血液，以免误将二氧化碳注入血管。

（5）血管损伤：主要是由于套管针造成腹壁、腹膜后及检查部位血管损伤。可采取的预防措施包括：①插入气腹针及第一个套管针时，手术台保持水平位，进针方向与腹壁成45°；②气腹充气适当；③避免动作粗暴，切忌过度用力；④助手可用布巾钳提拉腹壁，增大腹腔内空间。

（6）脏器损伤：主要是由于操作不当或技术不熟练所致。可造成膀胱、肠管及子宫损伤。科学规范操作、动作轻柔、技术熟练常可避免其发生。

（二）实施方案

1.护理评估

（1）患者具有应用腹腔镜检查的适应证，排除严重的心肺功能不全、血液系统疾病等禁忌证。

（2）患者既往史、孕产史、手术史等，测量其主要生命体征，如血压、呼吸、脉搏及体温等，核对末次月经日期。

（3）妇科检查、盆腔超声检查、血常规、凝血功能、肝功能、尿常规、心电图等检查结果符合腹腔镜检查要求。

（4）患者的心理状况、家庭与社会支持系统等。

2.护理计划

（1）护士准备：由器械护士及巡回护士组成。洗手，戴口罩，穿手术衣。向患者讲解腹腔镜检查的目的、主要过程及术前准备内容。术前1d用0.02%碘伏冲洗患者阴道，清洁腹部及会阴皮肤，尤其注意清洁脐孔，按腹部手术备皮。检查腹腔镜检查所需设备及器械，查看消毒日期。

（2）患者准备：了解自身病情腹腔镜检查的目的、局限性及风险性，做好心理准备，签知情同意书。术前1日改为无渣半流食，上午饮用番泻叶水以清洁肠道，至排出3次大便为止。术前日晚 8 时后禁食水，排空膀胱。

（3）用物准备：腹腔镜、自动 CO_2 气腹机、CO_2 钢瓶、CO_2 气体输出管道、气腹针、套管鞘及针芯、举宫器、摄像头、导光光缆、夹持钳、阴道拉钩、宫颈钳、子宫探针、无菌三角套 1 副、妇科盆腔手术包、14F 气囊导尿管 1 根、10 mL 注射器 2 个、输液器 2 个、0.05％碘伏、0.5％碘伏、75％乙醇、输液胶贴、麻醉药品、抢救药品等。

（4）环境准备：在手术室进行。

3.护理配合

（1）核对患者的姓名及床号，协助其取平卧位。

（2）配合麻醉师实施全身麻醉。维持静脉输液通畅。

（3）递夹持 0.05％碘伏纱球的海绵钳，消毒外阴及阴道。更换海绵钳，分别传递 0.5％碘伏与 75％乙醇棉球消毒腹部皮肤。将患者双下肢套上三角套，协助铺无菌巾及腹单，递 14F 气囊导尿管，留置导尿。

（4）配合医生连接好气腹机，检查并调节腹腔镜摄像系统和 CO_2 气腹系统。

（5）递阴道拉钩暴露宫颈，递宫颈钳夹持宫颈前唇，递夹持 0.05％碘伏纱球的海绵钳消毒宫颈，递宫腔探针探查子宫腔深度，递举宫器置入宫腔。

（6）递 0.5％碘伏与 75％乙醇棉球再次消毒脐及脐周皮肤，递布巾钳 2 把钳夹并提拉皮肤，递手术刀、小弯钳及纱垫各 1 个，切开并止血。

（7）递气腹针刺入腹腔，连接 CO_2 气体管道，向腹腔内注入气体。当充气达 1 L 时，调整手术床为头低臀高 20°仰卧体位，检查患者肩托确实起到支撑与固定作用。

（8）取回气腹针，递穿刺套管针插入腹腔，取回布巾钳及针芯，递腹腔镜镜头，连接光源、光缆和微型摄像头套上消毒的透明塑料薄膜套。

（9）配合医生移动举宫器检查盆腔和腹腔。注意观察患者生命体征的变化，发现异常报告医生处理。

（10）检查结束后，清点手术器械，取回穿刺套管及腹腔镜。递夹持乙醇棉球的海绵钳消毒皮肤，递有齿镊、持针器、角针及1号丝线缝合皮肤。递纱布覆盖切口，胶布固定。

（11）唤醒患者，送其回病房卧床休息，测量并记录体温、血压、心率、呼吸及脉搏等，记录液体出入量。告知其术后4 h后可饮水、进流质饮食，并离床轻微活动，排气后可进半流质食物，第2日可进半流质食物或普通饮食，并向其说明由于腹腔内有气体残留，可能出现肩痛及上肢不适等症状，无需特殊处理，可自行缓解。

（12）遵医嘱给予抗生素预防感染，如有发热、出血、腹痛等应及时处理。

4.护理评价

（1）医生对护士操作配合满意，操作过程顺利。

（2）在操作过程中充分体现人文关怀。

（3）患者检查后无明显不适，无感染发生。

四、生殖道细胞学检查的护理配合

（一）概述

女性生殖道细胞一般是指阴道、宫颈管、子宫与输卵管的上皮细胞。临床上通过生殖道细胞学检查，观察女性生殖道脱落的上皮细胞（以阴道上段和宫颈阴道部的上皮细胞为主）形态，了解其生理和病理变化，早期诊断肉眼不易发现的生殖器官恶性肿瘤及测定女性激素水平。由于阴道脱落细胞受卵巢激素的影响而周期性变化，所以阴道上皮细胞检查既可以反映体内激素水平，又可以作为宫颈疾病初步筛选，但确诊需进行组织学病理检查。

1.适应证及禁忌证

（1）适应证：①30岁以上女性每年1次的健康检查，其中妇科检查包括早期宫颈癌的筛查。②闭经、功能失调性子宫出血、性早熟等患者进行卵巢功能检查。③可疑宫颈管恶性病变或宫颈炎症需除外组织恶变者。

（2）禁忌证：生殖器官急性炎症及月经期。

2.宫颈/阴道细胞学检查及染色方法

生殖道细胞学检查的方法有阴道涂片、宫颈刮片、宫颈管涂片和宫腔吸片，其中前三种方法比较常用。阴道涂片的主要目的是了解卵巢及胎盘功能；宫颈刮片与宫颈管涂片是筛查早宫颈癌的重要方法；若怀疑宫腔内有恶性病变时，可采用宫腔吸片。临床上常采用的细胞学染色方法为巴氏染色法，它既可用于检查雌激素水平，也可用于癌细胞的筛查。

3.宫颈/阴道细胞学诊断的报告形式及诊断内容

宫颈/阴道细胞学诊断主要有分级诊断与描述性诊断，目前我国多数医院仍采用巴氏5级分类法。

（1）巴氏分级法阴道细胞学诊断标准的主要内容：①巴氏Ⅰ级，正常。②巴氏Ⅱ级，炎症，临床上又分为ⅡA及ⅡB。③巴氏Ⅲ级，可疑癌。④巴氏Ⅳ级，高度可疑癌。⑤巴氏Ⅴ级，癌。具有典型的多量癌细胞。

巴氏分级法存在一定的不足：①Ⅰ～Ⅳ级间的区别并无严格的客观标准，主观因素较多。②癌前病变无明确规定，可疑癌是指可疑浸润癌还是CIN不明确。③将不典型细胞全部作为良性细胞学改变欠妥。④未能与组织病理学诊断名词相对应。

（2）TBS分类法及其描述性诊断的主要内容：1988年美国制定了阴道TBS（The Bethesds System）命名系统，1991年被国际癌症协会正式采用。主要内容包括：①感染。②反应性细胞的改变。③鳞状上皮细胞异常。④腺上皮细胞异常。⑤其他恶性肿瘤。

（二）实施方案

1.护理评估

（1）受检者月经史、婚育史、既往疾病史及末次月经日期。

（2）生殖道细胞学检查的目的。受检者无生殖道急性炎症，检查前2d内无性生活、阴道检查、阴道冲洗及阴道或宫颈上药。

（3）受检者的心理状况。

2.护理计划

（1）护士准备：洗手，熟悉生殖细胞学的检查方法，向受检者讲明阴道/宫颈涂片的目的，告知其生殖道细胞学检查方法，减轻其心理负担。

（2）受检者准备：检查前 2 d 内无性交、阴道检查、阴道冲洗或放置药物，排空膀胱。

（3）用物准备：一次性阴道窥器、宫颈刮片（木质小刮板）2 个或宫颈取样刷、无菌干棉签及干棉球若干个、消毒大镊子 2 把、0.9％氯化钠溶液、干燥载玻片 2 张、装有固定液（95％乙醇）和细胞保存液标本瓶各 1 个。

（4）环境准备：调节室温，空气清洁，屏风或窗帘遮挡，注意保护受检者的隐私。

3.护理配合

（1）核对受检者姓名，协助其取膀胱截石位。

（2）取材：①阴道涂片：受检者为已婚妇女，递未涂润滑油的阴道窥器扩张阴道，递无菌干棉签刮取阴道浅层细胞，递载玻片涂抹标本，将其放置于 95％乙醇溶液中固定。受检者未婚妇女，递湿润的生理盐水棉签卷取阴道上皮细胞，递载玻片涂抹标本，将其放置于 95％乙醇溶液中固定。②宫颈刮片：递未涂润滑油的阴道窥器扩张阴道，暴露宫颈，递夹持无菌干棉球的大镊子拭去宫颈表面分泌物，递木质小刮板，以宫颈外口为圆心刮取细胞，递载玻片涂抹标本，将其放置于 95％乙醇溶液中固定。③宫颈管涂片：递未涂润滑油的阴道窥器扩张阴道，暴露宫颈，递夹持无菌干棉球的大镊子拭去宫颈表面分泌物，递宫颈取样刷在宫颈管内旋转取样，将取样刷放置在细胞保存液标本瓶内，做好标记。

（3）取材过程中，安慰和鼓励受检者，分散其注意力，减轻其不适感觉。

（4）取材完毕，及时送检标本。嘱受检者及时取检查报告并将其反馈给医生。

（5）整理用物，洗手并记录。

4.护理评价

（1）熟悉操作过程，传递用物准确及时。

（2）生殖道细胞取材顺利，满足制片及诊断要求。

（3）受检者无特殊不适感觉。

五、宫颈活组织检查的护理配合

（一）概述

宫颈活组织检查简称宫颈活检，是自宫颈病变处或可疑病变处取小块组织作病理学检查。绝大多数宫颈活检可作为临床诊断的最可靠依据。常用的取材方法有局部活组织检查和诊断性宫颈锥形切除术（简称宫颈锥切术）。

1.适应证与禁忌证

（1）适应证。

1）宫颈局部活组织检查的适应证：宫颈细胞学检查巴氏Ⅲ级及以上者或巴氏Ⅱ级经消炎治疗后查，仍为巴氏Ⅱ级者。宫颈细胞学检查 TBS 分类法诊断为鳞状上皮异常者。肿瘤固有荧光诊断仪检查或阴道镜检查多次可疑阳性或阳性者。疑有宫颈癌或患有宫颈尖锐湿疣等特异性感染，需明确诊断者。

2）诊断性宫颈锥形切除术的适应证：宫颈细胞学检查多次发现恶性细胞，而宫颈多处活检及分段诊刮病理检查均未发现癌灶者。临床可疑为浸润癌、宫颈活检病理检查为原位癌或镜下早期浸润癌者，以明确病变程度及手术范围。宫颈活检病理检查有重度不典型增生者。

（2）禁忌证：①宫颈局部活组织检查的禁忌证：急性生殖道炎症。妊娠期或月经期及月经前期。血液系统疾病。②诊断性宫颈锥形切除术的禁忌证：同宫颈局部活检。

2.宫颈的解剖生理特点

宫颈是子宫的重要组成部分，幼年时的宫颈与宫体比例为2：1，成年女性为1：2，老年妇女为1：1。宫颈内腔呈梭形，称为宫颈管，成年妇女宫颈管长 2.5～3.0 cm，宫颈以阴道为界，分为上下两部，上部为宫颈阴道上部，占 2/3，下部为宫颈阴道部，占 1/3。宫颈外口呈圆形者，多为未产妇，宫颈外口呈"一"字形而将宫颈分为前唇和后唇者，为已产妇。

宫颈由结缔组织、平滑肌纤维、血管及弹力纤维构成，其中以结缔组织为主。宫颈管黏膜为单层高柱状上皮，受性激素影响，黏膜分泌碱性黏液，形成黏液栓阻塞宫颈管。宫颈阴道部覆盖复层鳞状上皮，宫颈外口柱状上皮与鳞状上皮交接处是宫颈癌的好发部位。

（二）实施方案

1. 护理评估

（1）患者既往史、月经史、末次月经日期、孕产史、现病史、临床诊断、治疗经过及宫颈细胞学检查结果。

（2）体温、血压、脉搏、呼吸和心率等生命体征。有无接触性出血，阴道分泌物的颜色、性状和量。

（3）检查前 2 d 内无性交及宫颈上药。

（4）患者的家庭、社会支持系统及心理状况。

2. 护理计划

（1）护士准备：洗手，戴口罩，熟悉宫颈活组织检查的具体方法，向患者解释检查的目的，预约检查时间（患者月经干净后 3～7 d）。术前 3 d 行宫颈锥切术术前准备，用 0.05% 碘伏消毒宫颈及阴道，每日 1 次。

（2）患者准备：检查前 2 d 避免性交及宫颈上药，月经干净 3～7 d。排空膀胱。拟行宫颈锥切术的患者术前应做血常规、凝血功能和心电图检查，将检查结果交给医生，知情同意签字。

（3）用物准备：阴道窥器、无菌宫颈钳、子宫探针、宫颈活检钳、无齿长镊 2 把、卵圆钳 2 把、鼠齿钳 2 把、Hegar 宫颈扩张器 4～7.5 号各 1 个、小刮匙、尖手术刀、洞巾、布巾钳 4 把、带尾棉球或带尾纱布卷、棉球及棉签若干、纱布 4 块、14F 号导尿管、3/0 肠线、圆针 2 个、持针器、立灯、装有固定液（10% 甲醛溶液）标本瓶 4～6 个、复方碘溶液、0.02% 及 0.5% 碘伏溶液。

（4）环境准备：调节室温，空气清洁、屏风或窗帘遮挡，注意保护患者隐私。

3.护理配合

（1）核对患者姓名，协助其取膀胱截石位，摆好立灯照明。

（2）宫颈活组织检查：①宫颈局部活组织检查：递阴道窥器打开阴道，暴露宫颈。递无齿长镊及干棉球拭去宫颈黏液，递夹持0.02％碘伏棉球的卵圆钳消毒宫颈及阴道。递宫颈活检钳在宫颈病变处或宫颈外口鳞状上皮与柱状上皮交接处取材，将标本放入标本瓶中并注明取材部位，多点取材时应分别以3、6、9、12点注明部位。递无齿长镊及带尾棉球压迫止血。②诊断性宫颈锥切术：配合麻醉师实施硬膜外麻醉，递夹持0.5％碘伏棉球的卵圆钳消毒外阴，递无菌巾铺巾。递14F导尿管导尿。递阴道窥器暴露宫颈，递夹持0.02％碘伏棉球的卵圆钳消毒宫颈及阴道。递宫颈钳夹持宫颈前唇，自4号至7号依次递宫颈扩张器扩张宫颈，取回宫颈扩张器，递小刮匙搔刮宫颈管，将搔刮物装入标本瓶中并注明，取回小刮匙。递复方碘溶液棉签涂抹宫颈，取回宫颈钳，递2把鼠齿钳钳夹宫颈并向外牵拉，递尖手术刀在碘不着色区外0.5 cm处行宫颈锥切术。取回手术刀，将切除的宫颈组织放入标本瓶内，递3/0肠线持针器缝合创面，递无齿长镊及带尾纱布卷局部压迫。

（3）检查结束后，送患者在观察室内观察1 h，观察有无阴道流血、头晕、血压下降等出血反应。告知患者检查后12～24 h自行取出阴道内带尾棉球或带尾纱布卷；卧床休息3 d，发现异常阴道流血应随诊；注意保持外阴部清洁，宫颈局部活组织检查后1个月内、宫颈锥切术后2个月内禁止性生活、盆浴及游泳；宫颈锥切术后的患者于第2次月经来潮干净后3～7 d遵医嘱按时、足量服用抗生素预防感染。

（4）整理用物，洗手并记录，标本瓶上做好标记，宫颈锥切术切下的组织于12点处做一标记，及时送检标本。

4.护理评价

(1)传递器械与物品及时准确，取材顺利，医生满意。

(2)患者检查过程中得到护士安慰与鼓励，积极配合医生。

(3)患者明确检查术后注意事项，按时取出阴道内纱布卷，无感染及出血发生。

六、阴道后穹隆穿刺术的护理配合

(一)概述

阴道后穹隆穿刺术是指用穿刺针经阴道后穹隆刺入盆腔，抽取积存在直肠子宫陷凹处的液体进行辅助诊断的一种检查方法。

1.适应证与禁忌证

(1)适应证：①疑有腹腔内出血，异位妊娠、卵巢黄体破裂等疾病的诊断。抽取腹腔积液协助诊断某些疾病。②对位于盆腔子宫直肠陷凹内的肿块行细胞学检查。③子宫直肠陷凹内积液积脓时穿刺抽液检查、引流及注药。④超声引导下穿刺取卵，用于辅助生育技术。

(2)禁忌证：①盆腔严重粘连，较大肿块占据直肠子宫陷凹部位，并凸向直肠者。②疑有肠管和子宫后壁粘连者。③临床已高度怀疑盆腔肿块为恶性肿瘤。④异位妊娠采用非手术治疗者。

2.阴道后穹隆的解剖学特点

宫颈与阴道间的圆周状隐窝，称为阴道穹隆，根据其所处位置而分为阴道前、后、左、右穹隆，阴道后壁最长，10～12 cm，因此阴道后穹隆最深，与盆腹腔最低部位的直肠子宫陷凹紧密相邻。直肠子宫陷凹是腹膜在直肠与子宫之间移行形成的陷凹，女性立位和半卧位时此陷凹为盆腹腔的最低部位，故腹腔内积血、积液或积脓易积存于此处。临床上经此穿刺或引流，以明确腹腔内出血的诊断或判断积液的性质。

(二)实施方案

1.护理评估

(1)患者既往病史、月经史（包括初潮年龄、月经周期、经期、经量及末次月经日期)、生育史及现病史。是否采取避孕措施,有停经史者是否出现早孕反应、阴道流血、腹痛等;有无咳嗽、咳痰、发热等症状。

(2)意识状态、体温、血压、心率、呼吸及脉搏等,乳房是否增大并有蒙氏结节,是否有下腹或全腹压痛、反跳痛及腹肌紧张。妇科检查阴道及宫颈有无着色,阴道后穹隆是否饱满,双合诊检查子宫大小、质地及活动度,附件区有无包块及触痛,有无宫颈举痛,阴道分泌物量、性状及颜色。

(3)患者及家属对疾病及阴道后穹隆穿刺术的认知与合作程度。

2.护理计划

(1)护士准备:洗手,戴口罩,熟悉后穹隆穿刺技术的操作方法。做好患者心理工作,缓解患者紧张情绪。对于血压较低的患者,遵医嘱给予静脉输液。怀疑异位妊娠致腹腔内出血者,遵医嘱做好术前准备。

(2)患者准备:检查血常规、血型、尿常规、尿妊娠试验、心电图及盆腔 B 超检查等。知情同意,排空膀胱。

(3)用物准备:治疗车、无菌阴道后穹隆穿刺包(阴道窥器、长镊子 2 把、卵圆钳 2 把、宫颈钳、7 号腰椎穿刺针、10 mL 注射器、洞巾、布巾钳 4 把、纱布 4 块、棉球若干、试管 2 个)、无菌手套、0.05%及 0.5%碘伏棉球、立灯及坐凳等。

(4)环境准备:室温适宜,屏风或帘遮挡,注意保护患者隐私。

3.护理配合

(1)核对患者姓名及床号,帮助其取膀胱截石位,摆好立灯及坐凳,打开立灯开关照明。

(2)戴手套,递长镊子及 0.5%碘伏棉球消毒外阴,递无菌洞巾及布巾钳,外阴铺巾。递阴道窥器暴露宫颈,医生观察。递夹持0.05%碘伏棉球的卵圆钳消毒宫颈及阴道,递宫颈钳夹持宫颈后唇,暴露阴道后穹隆。

（3）告知患者牵拉宫颈及穿刺针进入盆腔时稍有不适，禁止身体移动，防止穿刺针误伤盆腔脏器；指导患者深呼吸，全身放松，避免臀部、会阴部及下肢肌肉紧张。

（4）将腰椎穿刺针与注射器连接，检查穿刺针头无堵塞，递夹持0.05％碘伏棉球的卵圆钳消毒阴道后穹隆，递穿刺针穿刺，抽出液体后，取回穿刺针及装有液体的注射器，递长镊子及纱布压迫局部止血。

（5）询问患者自觉症状，观察其面色变化。将注射器中的液体注入无菌试管，做好标记。穿刺部位无活动性出血，取回长镊子及注入无菌试管，做好标记。穿刺部位无活动性出血，取回长镊子及纱布，取出阴道窥器。

（6）检查结束后，整理用物，洗手并记录。协助患者穿好衣裤，将其送回病房，嘱半卧位休息，测量血压、心率及脉搏。告知其未确诊之前，禁用止痛药，以免影响诊断，耽误病情。保持外阴部清洁，2周内禁止性生活、游泳或盆浴；遵医嘱应用抗生素预防感染。

（7）及时送检标本。

4.护理评价

（1）患者在护士指导下身体放松、未移动体位，穿刺操作过程顺利。

（2）患者能遵从护士指导，未服用止痛药，保持外阴清洁。

（3）医护配合默契，顺利抽取盆腔内积液（脓）并及时送检。

七、诊断性刮宫的护理配合

（一）概述

诊断性刮宫是刮取子宫内膜和内膜病灶组织进行病理学检查的一种诊断方法，简称诊刮。若同时怀疑有宫颈管和宫腔病变，应对宫颈管和宫腔分别进行诊刮，简称分段诊刮。此外，诊断性刮宫还可用于因宫腔内组织残留或功能失调性子宫出血长期多量出血时，达到止血效果。

1.适应证与禁忌证

（1）适应证：①子宫异常出血或阴道排液，诊断或排除子宫内膜癌、宫颈癌或流产等。②功能失调性子宫出血或闭经，了解子宫内膜变化及其对性激素的反应。③女性不孕症患者，了解卵巢有无排卵或子宫内膜有无结核。④功能失调性子宫出血的止血及宫腔内残留组织的清除。

（2）禁忌证：①急性或亚急性生殖道炎症。②术前体温高于37.5 ℃者。

2.诊刮的时间选择

（1）判断不孕症患者有无排卵，应选择月经前或月经来潮12 h内刮宫。

（2）判断功能失调性子宫出血患者是否有子宫内膜增生，应选择月经前1～2 d或月经来潮24 h内刮宫；若判断是否为子宫内膜剥脱不全，应选择月经第5～7 d刮宫；不规则出血者，可随时刮宫。

（3）疑有子宫内膜结核者，应选择月经前1周或月经来潮12 h内刮宫。

（4）疑有子宫内膜癌者，可随时刮宫。

（二）实施方案

1.护理评估

（1）患者年龄、月经史（包括初潮年龄、月经周期、经期、经量及末次月经日期）、孕产史、子宫或阴道手术史、既往史及家族史等。

（2）患者有无阴道出血或排液、出血或排液的持续时间和量、是否伴有腹痛及诊疗经过等。

（3）患者心理状况及对诊断性刮宫的合作程度。

2.护理计划

（1）护士准备：洗手，戴口罩，熟悉诊断性刮宫的操作及配合方法，协助医生预约患者检查时间，告知患者行卵巢功能检查时，应至少停用性激素1个月以上。检查前测量患者体温正常，遵医嘱备同型血。

（2）患者准备：刮宫前 5 d 内禁止性生活。疑为子宫内膜结核患者于诊刮前 3 d 应用抗结核药物，防止结核灶扩散。检查前排空膀胱，知情同意并签字。

（3）用物准备：无菌诊断性刮宫包（阴道窥器、弯盘、宫颈钳、子宫探针、卵圆钳、长镊子、4～8 号宫颈扩张器、刮匙、小刮匙 2 把、洞巾、纱布 4 块、棉球及棉签若干）、装有 10％甲醛溶液的标本瓶 2～3 个、污物桶、0.05％及 0.5％碘伏、0.9％氯化钠溶液、坐凳、立灯、10 mL 注射器、输液器、供养装置（氧气瓶或管道氧气）、缩宫素等抢救物品。

（4）环境准备：温度适宜，屏风遮挡，注意保护患者隐私。

3.护理配合

（1）检查用物在使用期限范围且无菌诊刮包无潮湿。核对患者，协助其取膀胱截石位。

（2）医生行双合诊检查子宫位置、大小及附件，护士摆放好坐凳及立灯，戴手套，递夹持 0.5％碘伏棉球的卵圆钳，常规消毒外阴，递洞巾铺巾。

（3）递阴道窥器暴露宫颈及阴道，递夹持 0.05％碘伏棉球的长镊子消毒宫颈及阴道，递宫颈钳夹宫颈前唇，递小刮匙自宫颈内口向宫颈外口搔刮一周，将刮取物置于 0.9％氯化钠溶液纱布上。

（4）取回小刮匙，递子宫探针探查宫腔。取回子宫探针，自小号起逐号递宫颈扩张器扩张宫颈管，指导患者做深呼吸，缓解恶心、呕吐反应。递 0.9％氯化钠溶液纱布 1 块垫于阴道后穹隆，递刮匙刮取宫腔四壁及两侧宫角。在刮宫过程中，注意询问患者有无腹痛突然加重，观察其是否出现面色苍白、出冷汗等症状，发现异常及时告知医生。

（5）将纱布上收集到的由宫颈及宫腔内刮出的组织分别放入标本瓶中固定。递夹持 0.05％碘伏棉球的长镊子消毒宫颈及阴道，取出阴道窥器。

（6）填写病理检查单并注明患者末次月经日期，将不同部位刮取的组织标记清楚。

（7）协助患者穿好衣服，在观察室休息，告知患者2周内禁止性生活及盆浴；保持外阴部的清洁；按医嘱服用抗生素或抗结核药物3～5 d；及时将病理检查结果反馈给医生，1周后到门诊复查。

（8）整理用物，洗手并记录，及时送检标本。

4.护理评价

（1）严格执行无菌操作原则及查对制度。

（2）诊断性刮宫顺利，标本收集满意。

（3）护患沟通交流顺畅，操作中及时发现患者异常反应，并采取措施。

（4）患者及时将病理检查结果反馈给医生，按时复查。

八、输卵管通畅检查的护理配合

（一）概述

输卵管通畅检查是通过向子宫腔及输卵管内注入生理盐水（可含有抗生素、激素或蛋白酶等其他药物）或造影剂，了解子宫腔、输卵管管腔形态及输卵管是否通畅的一种检查方法；对于输卵管成形术后的患者，输卵管通畅术也是一种治疗手段，通过向输卵管腔内注入药物，松解和预防输卵管内及其周围的粘连形成。临床上常用的方法有输卵管通液术和子宫输卵管造影术。

1.适应证与禁忌证

（1）适应证：①不孕症，怀疑输卵管阻塞，了解其是否通畅。子宫输卵管造影还可了解子宫与输卵管形态、确定输卵管阻塞部位。②输卵管结扎术、输卵管再通术或成形术后的效果检验及评价。③疏通输卵管管腔内轻度粘连。④习惯性流产病因筛查，如子宫输卵管造影可确定有无子宫畸形及宫颈内口松弛。

（2）禁忌证：①生殖器官急性或亚急性炎症者。②月经期或不规则阴道流血者。③严重的全身性疾病，不能耐受检查者。

④可疑妊娠者。⑤体温高于 37.5 ℃者。⑥碘过敏者禁做子宫输卵管造影检查。

2.不孕症及其病因

凡婚后未避孕、有正常性生活且同居 1 年而未受孕者，称不孕症。若从未妊娠者，称原发性不孕；曾经妊娠而后不孕者，称继发不孕。不孕症病因中女方因素占 40％～55％，男方因素占 25％～40％，夫妇双方因素占 20％，免疫和不明原因占 10％。

（1）女方不孕因素：见于卵巢功能障碍（包括排卵障碍与黄体功能不全）、输卵管因素、子宫与宫颈因素、外阴与阴道因素和子宫内膜异位症等，其中排卵障碍和输卵管因素最常见。

（2）男方不孕因素：见于精子发生功能障碍、精子运送障碍和精子异常等，其中前两者为主要因素。

（3）免疫因素：主要有精子免疫、女方体液免疫异常及子宫内膜局部细胞免疫异常。

（4）男女双方因素：夫妇双方缺乏性知识或精神高度紧张，也可导致不孕。

（5）不明原因：不孕症患者经过不孕症的详细检查，无法发现不孕原因。

3.检查结果评定

（1）输卵管通液术：①输卵管通畅：推注 0.9％氯化钠溶液 20 mL无阻力，压力维持在 8.0～10.7 kPa（60～80 mmHg）以下，停止推注时无液体回流至注射器，患者无不适。②输卵管阻塞：推注5 mL即有阻力，压力持续上升且不下降，停止推注可见液体回流，患者感到下腹胀痛。③输卵管通而不畅：推注时有阻力，经加压后推注能推进，患者感到轻微下腹痛。

（2）子宫输卵管造影术：①正常子宫及输卵管：宫腔显示呈倒三角形，双侧输卵管显影形态柔软，40％碘化油造影 24 h后盆腔内见散在造影剂。②宫腔异常：宫腔显示失去倒三角形，内膜呈锯齿状，提示患宫腔结核；若见宫腔充盈缺损，提示有子宫黏膜下肌瘤。③输卵管异常：输卵管形态不规则、僵硬或呈串珠状，也可见钙化点；若见输卵管远端呈气囊状扩张，提示患输卵管积水；若 40％碘化油造影 24 h 后盆腔内未见散在造影剂，提示输卵管不通。

（二）实施方案

1.护理评估

（1）患者年龄、职业、性生活、月经史、孕产史、既往病史、现病史、过敏史及末次月经日期等。

（2）患者生殖器及第二性征发育。排除结核、卵巢功能异常、男方不孕因素及免疫因素。

（3）患者心理及精神状况，如是否因不孕而感到苦恼、情绪低落或精神紧张等。

（4）患者及家属对输卵管通畅检查认知及合作程度。

2.护理计划

（1）护士准备：洗手，戴口罩。熟悉输卵管通畅术的操作及配合方法，告知患者检查的目的及检查前注意事项，缓解其紧张情绪。子宫输卵管造影术需在检查前 1 d 做碘过敏试验，术前日晚行清洁灌肠。

（2）患者准备：月经干净 3～7 d，检查前 3 d 无性生活，体温正常，知情同意并签同意书，检查术日晨禁食，排空膀胱。

（3）用物准备：无菌输卵管通畅检查包（阴道窥器、宫颈导管、Y 型管、弯盘、卵圆钳、长镊子 2 把、宫颈钳、子宫探针、3～5 号宫颈扩张器、纱布 6 块、治疗巾、洞巾、布巾钳 4 把、棉签、棉球若干）、压力表、无菌手套、20 mL 注射器、0.05％及0.5％碘伏等。在此基础上，输卵管通液术需：0.9％氯化钠溶液（37 ℃左右）、庆大霉素 8 万 U、地塞米松 5 mg。子宫输卵管造影术需备：阿托品 0.5 mg、40％碘化油或 76％泛影葡胺液。

（4）环境准备：室内温度适宜，注意保护患者隐私。

3.护理配合

（1）输卵管通液术：①核对患者，协助患者取膀胱截石位，检查无菌输卵管通畅检查包在使用期限内且无潮湿。②递夹持

0.5％碘伏棉球的卵圆钳，消毒外阴，递治疗巾、洞巾及布巾钳铺巾与固定。医生双合诊检查子宫位置和大小。③递阴道窥器暴露阴道及宫颈，递夹持 0.05％碘伏的长镊子消毒阴道及宫颈，递宫颈钳夹持宫颈。递子宫探针探查宫腔，递子宫导管沿宫腔方向置入。④用 20 mL 注射器抽取 0.9％氯化钠溶液、庆大霉素 8 万 U 及地塞米松 5 mg，将 Y 型管与宫颈导管与压力表、注射器相连，压力表高于 Y 型管水平。向宫颈导管内缓慢推注，询问患者有无下腹疼痛。⑤取回宫颈导管及宫颈钳，递夹持0.05％碘伏棉球的长镊子消毒阴道及宫颈，取回阴道窥器。⑥整理用物，洗手。告知患者 2 周内禁止性生活及盆浴，遵医嘱应用抗生素预防感染。

（2）子宫输卵管造影术：术前 30 min，遵医嘱肌内注射阿托品0.5 mg。

①～③同输卵管通液术。④用 20 mL 注射器抽取 40％碘化油，将 Y 型管与宫颈导管与压力表、注射器相连，压力表高于 Y 型管水平。向宫颈导管内缓慢推注，医生 X 线透视下观察造影剂流动并摄片。护士应询问患者有无下腹疼痛，观察其有无痛苦表情和变态反应症状。告知患者 24 h 后拍摄盆腔平片。若采用 76％泛影葡胺液造影剂，10～20 min 后再摄片。⑤取回宫颈导管及宫颈钳，递夹持 0.05％碘伏的长镊子消毒阴道及宫颈，取回阴道窥器。⑥整理用物，洗手。告知患者 2 周内禁止性生活及盆浴，遵医嘱应用抗生素预防感染。

4.护理评价

（1）严格执行无菌操作，未发生感染。

（2）护理配合熟练，顺利完成输卵管通畅检查。

（3）患者能复述术后注意事项。

九、经腹壁羊膜腔穿刺术的护理配合

（一）概述

经腹壁羊膜腔穿刺术是指在妊娠中晚期用穿刺针经腹壁进入羊膜腔抽取羊水进行成分检测分析，也可向羊膜腔内注入生理盐水或药物进行治疗的一种诊疗技术，主要用于产前诊断、胎儿治疗及中期引产。

1.适应证与禁忌证

（1）适应证。

1）产前诊断：羊水细胞染色体核型分析与染色质检查，明确胎儿性别，对某些遗传缺陷或先天性疾病评估与诊断。

羊水生化测定，检测胎儿成熟度、甲胎蛋白、羊水中血型物质、胆红素及雌三醇等。

羊膜腔内造影可显示胎儿体表畸形及肠管阻塞。

2）胎儿宫内治疗：注入皮质激素以促进胎儿肺成熟；注入清蛋白及氨基酸以促进胎儿发育；母儿血型不合者给予输血；羊水过多者抽取羊水以改善临床症状；羊水过少者注入生理盐水以预防胎盘和脐带受压。

3）胎儿异常或死胎等做羊膜腔内注药行中期妊娠药物引产者。

（2）禁忌证：①检查前 24 h 内 2 次体温高于 37.5 ℃者。②有流产先兆者不宜做产前诊断性羊膜腔穿刺检查。③严重心、肝、肺及肾疾病，急性生殖道炎症患者不宜做羊膜腔内注药引产。

2.适宜穿刺的孕周及部位

（1）孕周选择：产前诊断宜在孕 16～22 周进行穿刺，此时子宫轮廓清楚，羊水量相对较多，不易伤及胎儿；中期引产者宜在孕16～26 周进行穿刺。

（2）穿刺部位选择：一般选择在宫底下 2～3 横指中线或两侧囊性感明显处进行穿刺。穿刺前行 B 超检查，对胎盘位置和羊水暗区定位，穿刺时避开胎盘；亦可在 B 超引导下穿刺。

（二）实施方案

1.护理评估

（1）孕妇年龄、职业、月经史、孕产史、遗传病家族史及有无接触过大量放射线或服用药物史，有无遗传病患儿、畸形胎儿、习惯性流产、母儿血型不合、死胎或死产等生育史。

（2）孕妇的一般健康状况、体重、体温、血压、心率、孕周、胎心、胎动、胎儿大小、宫高、腹围等情况。

（3）孕妇产前检查记录，有无先兆流产征象、生殖道畸形及炎症等。血常规、凝血功能、肝功能、尿常规及 B 超检查结果有无异常。

（4）孕妇及家属对羊膜腔穿刺术认知及配合程度。

2.护理计划

（1）护士准备：协助医生排除经腹羊膜腔穿刺术的禁忌证，告知孕妇穿刺时间。协助孕妇行 B 超检查，做好胎盘位置及羊水暗区定位标记。告知羊膜腔穿刺术的主要过程、可能出现的情况及相应措施，减轻孕妇的思想负担。中期妊娠引产前 1 d 行会阴备皮，遵医嘱做药物敏感性试验，检查物品的使用期限；术日晨测量孕妇体温。洗手，戴圆帽和口罩。

（2）孕妇准备：知情同意并签字。身心放松，排空膀胱。

（3）用物准备：治疗车、无菌腰椎穿刺包（7 号腰椎穿刺针、长镊子 2 把、10 mL 注射器、20 mL 注射器、试管 4 支、洞巾、布巾钳 4 把、纱布 4 块、棉球若干、手术衣 2 件、手套 2 副）、治疗药物（0.9％氯化钠注射液或氨基酸或依沙吖啶等）、0.5％碘伏、胶布、利多卡因注射液及急救药品。

（4）环境准备：温度适宜，室内安静，空气洁净。

3.护理配合

（1）核对孕妇床号和姓名，协助其仰卧于检查床上。腹部触诊检查核实 B 超标记的穿刺部位。

（2）携用物于检查床旁。消毒洗手，穿手术衣，戴无菌手套。

（3）递夹持 0.5％碘伏棉球的长镊子消毒腹部皮肤，递无菌洞巾和布巾钳，暴露穿刺标记部位。

（4）用 10 mL 注射器抽取利多卡因注射液递给医生实施局部浸润麻醉。

（5）递腰椎穿刺针穿刺，见拔出穿刺针芯后有羊水溢出，取回穿刺针芯。递 20 mL 注射器抽取羊水，注入试管内待检。若需药物治疗，遵医嘱传递药物注入羊膜腔内。询问孕妇的自身感觉，注意观察其有无呼吸困难、发绀、胸闷、咳嗽等异常情况，警惕发生羊水栓塞。

（6）递穿刺针芯插入穿刺针内，取回拔出的穿刺针，递干纱布4块压迫穿刺点 5 min，观察穿刺部位无渗出后，胶布固定。

（7）将孕妇送回观察室观察。整理用物，洗手。记录羊膜腔穿刺时间、抽出羊水量及性状、注入药物名称及剂量、孕妇反应等。观察胎心率及胎动并记录。

（8）做好标本标记并及时送检。观察孕妇 2 h 无异常，送其回病房休息。嘱孕妇卧床休息12 h。若发现腹部穿刺点及阴道有液体或血液渗出、出现腹痛、胎心率和胎动变化等，及时通知医护人员。

（9）对行中期妊娠引产者，应经常巡视病房，观察并记录宫缩出现时间和强度、胎心及胎动消失时间及阴道流血情况等。

（10）鼓励孕妇家属尽可能提供更多的情感支持。

4.护理评价

（1）严格遵循无菌原则及查对制度，未发生羊膜腔内感染。

（2）羊膜腔穿刺术操作顺利，医生对护士的配合满意。

（3）积极与孕妇及家属沟通，为孕妇提供情感支持。

第四章
女性生殖系统炎症类并发症的护理

第一节　阴道炎

阴道炎是由细菌、真菌、病毒或原虫等引起的阴道黏膜及黏膜下结缔组织的炎症，是生殖系统中最常见的炎症，以白带性状改变及外阴不适为主要临床表现，由特异性或非特异性感染所致。

一、引起不孕的机制

（1）阴道炎时，阴道内酸碱度改变、诱发生成一氧化氮、促进大量抗精子抗体生成，均不利于精子成活，影响精子存活率、活动力、穿透力和降低受孕能力。

（2）阴道感染可使流产率增加，反复性流产与女性沙眼衣原体、解脲支原体、单纯疱疹病毒、巨细胞病毒（cytomegalovirus，CMV）、鼠弓形体等感染有关。

（3）性传播疾病 通过不同的机制引起女性生殖功能障碍，并通过胎盘屏障垂直传播感染胎儿造成子代先天性感染和畸形。

二、临床表现

阴道黏膜充血、红肿，白带增多，所感染病原体类别不同，阴道分泌物的性质亦不相同。滴虫感染阴道黏膜可见散在出血斑点，阴道分泌物呈黄绿色稀薄泡沫样伴有腥臭味。真菌感染阴道分泌物呈豆渣样，常伴严重的局部瘙痒，外阴部可见抓痕。细菌性阴道炎白带呈灰白色或灰黄色，稀薄，有腥臭味。淋菌感染者白带呈黄色、脓性，常合并尿道旁腺和前庭大腺炎。梅毒早期可见外阴部黏膜无痛性硬下疳。尖锐湿疣为人乳头瘤病毒感染所致，表现为外阴部、大小阴唇内侧、阴道下 1/3 和肛周小乳头状或菜花状疣体，常伴有瘙痒、疼痛、性交出血和其他性病。

三、治疗要点

根据病原体不同选择敏感而有效的药物治疗。

（一）滴虫感染

主要治疗药物为甲硝唑和替硝唑。

（二）念珠菌感染

全身用药有：氟康唑、伊曲康唑、其他咪唑类药物等。局部用药有：咪康唑栓剂、制霉菌素泡腾片等。

（三）支原体感染

采用红霉素、林可霉素、四环素等。

（四）衣原体感染

采用阿奇霉素、氧氟沙星、多西环素、米诺环素等，妊娠期感染可服用阿奇霉素。

（五）弓形虫感染

采用乙酰螺旋霉素。

（六）细菌性阴道病治疗

一般选用甲硝唑和克林霉素等抗厌氧菌药物。

（七）淋病治疗

应尽早、足量、彻底和规范，首选药物以第三代头孢菌素为主；梅毒多选用普鲁卡因青霉素和苄星青霉素治疗。尖锐湿疣可根据病灶大小及位置选择局部药物治疗、物理治疗或手术治疗。

四、护理评估

（一）健康史

询问患者年龄、婚育史、职业、受教育程度；询问性生活史、生殖系统手术史、结核病史、糖尿病病史；了解有无输血史、吸毒史，个人卫生以及经期卫生保健。询问患者发病后有无发热、寒战、腹痛等；外阴有无痒、痛、肿胀、灼热感；阴道分泌物的量、颜色、性质、气味；排尿、排便有无改变。

（二）身心状况

1.身体状况

评估外阴皮肤是否完整，有无抓痕，是否有瘙痒、疼痛、灼热等主观感受；白带的量、性质、气味。

2.心理状况

通过与患者交流评估患者的心理状况。因疾患位于隐私部位，初期患者多感害羞不愿就诊，使病情延误，一旦诊断有感染特别是性传播疾病会出现焦虑、恐惧的心理，担心治疗效果，担心传染给家人或朋友，担心配偶不理解影响夫妻关系。同时，患者还会有羞愧、自罪的心理，担心社会的厌恶与歧视。

（三）妇科检查

1.外阴

观察局部皮肤充血、肿胀、糜烂、溃疡等情况；阴蒂、大小阴唇、尿道口、阴道口、肛门周围等部位是否有乳头状疣、丘疹、斑疹或斑丘疹等。

2.阴道

观察阴道黏膜的充血、肿胀、糜烂等情况；阴道后穹隆分泌物的量及性状。

3.宫颈

观察宫颈充血、肿胀、糜烂、肥大等情况；有无息肉、裂伤及宫颈腺囊肿等情况。

4.子宫

双合诊或三合诊检查宫体大小、位置、质地、活动及压痛情况。

5.附件

检查有无肿块、增厚及压痛等。

（四）实验室检查

1.阴道分泌物检查

一般性状、阴道清洁度、病原体检查，必要时作培养。

2.宫颈细胞学检查

采用液基薄层细胞检测系统检测宫颈细胞。

3.血清学检查

利用凝集试验、免疫荧光试验、酶联免疫吸附试验、放射免疫试验、聚合酶链式反应或 DNA 探针杂交技术等方法对病原体进行检测。

五、护理诊断/问题

（一）皮肤完整性受损

与炎性分泌物刺激引起局部瘙痒有关。

（二）知识缺乏

缺乏生殖感染性疾病的相关知识。

（三）焦虑

与担忧病情、治疗效果及预后有关。

六、预期目标

（1）患者接受治疗后感染得到控制，舒适感增加。

（2）患者接受医务人员健康宣教，了解生殖感染性疾病相关知识，并建立良好卫生习惯。

（3）患者情绪稳定，睡眠质量改善，积极配合医护人员采取有效的应对措施。

七、护理措施

（一）心理护理

尊重患者，认真倾听患者倾诉，耐心解答疑问，给予精神鼓励，缓解其焦虑情绪，帮助重建夫妻间的信任和治愈疾病的信心，促进夫妇积极配合治疗。

（二）健康生活方式

宣教告知患者宜进食高热量、高蛋白、高维生素饮食增加营养。避免劳累，规律作息，睡前可饮牛奶、听轻音乐等帮助睡眠。指导患者注意个人卫生，保持外阴清洁，避免搔抓。向患者说明会阴区清洁时应遵循由前至后、由尿道至阴道最后至肛门的原则。穿棉质内裤，且勤换洗，清洗过的内裤应在阳光下晾晒，不可阴干。内裤、坐浴及洗涤用物应煮沸消毒 5～10 分钟以杀灭病原体，避免交叉和重复感染。治疗期间应禁止性生活，必要时性伴侣应同时进行检查及治疗，治疗后定时回院复诊。

（三）指导患者配合诊查

正确收集送检标本评估患者对诊疗方案的了解程度和执行能力，向患者说明妇科检查方法、标本采集注意事项。患者在阴道分泌物标本采集前 24 小时内无性交、盆浴或阴道灌洗、局部用药等。

（四）指导患者正确局部用药

阴道用药宜睡前使用，用前应阴道灌洗，洗净双手戴指套，一手示指将药物沿阴道后壁推进，直至示指完全深入。局部涂抹药物时需注意保护正常皮肤和黏膜。月经期暂停坐浴、阴道灌洗及阴道用药。

（五）告知患者全身用药注意事项

甲硝唑口服后偶见胃肠道反应，如食欲减退、恶心、呕吐，此外，偶见头痛、皮疹、白细胞减少等，嘱患者一旦发现上述症状立即停药门诊就诊。甲硝唑用药期间及停药 24 小时内、替硝唑用药期间及停药 72 小时内禁止饮酒，防止其抑制酒精在体内氧化而产生有毒的中间代谢产物。

（六）强调治愈标准及定期复诊

滴虫感染常于月经后复发，治疗后检查滴虫阴性者，仍应于每次月经后复查白带，若 3 次检查均为阴性，可判治愈。

八、护理评价

（1）患者自诉不适症状减轻，舒适感增加。

（2）患者已了解疾病预防保健知识，掌握自我护理的方法，主动实施健康生活方式，并养成良好卫生习惯。

（3）治疗期间患者情绪稳定，睡眠质量改善，能积极配合治疗。

第二节　盆腔炎症

女性内生殖器及其周围的结缔组织、盆腔腹膜发生炎症时称为盆腔炎，包括子宫内膜炎、输卵管炎、输卵管卵巢脓肿或囊肿、盆腔腹膜炎。炎症局限于一个部位，也可同时累及几个部位，最常见的是输卵管炎及输卵管卵巢炎，单纯的子宫内膜炎或卵巢炎较少见。盆腔炎分急性和慢性，是妇科常见病，多见于生育妇女。

急性盆腔炎主要病因有：①宫腔内手术操作后感染（如刮宫术、输卵管通液术、子宫输卵管造影术、宫腔镜检查、放置宫内节育器等，由于手术消毒不严格或术前适应证选择不当），引起炎症发作或扩散（生殖器原有慢性炎症经手术干扰也可引起急性发作并扩散）。②产后或流产后感染（分娩或流产后妊娠组织残留、阴道出血时间过长，或手术器械消毒不严格、手术无菌操作不严格，均可发生急性盆腔炎）。③经期卫生不良（使用不洁的月经垫、经期性交等，均可引起病原体侵入而导致炎症）。④不洁性生活史、早年性交、多个性伴侣、性交过频可致性传播疾病的病原体入侵，引起炎症。⑤邻近器官炎症蔓延（阑尾炎、腹膜炎等蔓延至盆腔，致炎症发作）。⑥慢性盆腔炎急性发作。慢性盆腔炎（chronic pelvic inflammatory disease，CPID）常因急性盆腔炎治疗不彻底、不及时或患者体质较弱，病程迁延而致。其病情较顽固。当机体抵抗力较差时，可急性发作。

一、护理评估

（一）健康史

1.病因评估

评估急性盆腔炎的病因。急性盆腔炎如未彻底治疗，病程迁延而发生慢性盆腔炎，当机体抵抗力下降时，容易急性发作。

2.病史评估

了解有无手术、流产、引产、分娩、宫腔操作后感染史。有无经期性生活、使用不洁卫生巾及性生活紊乱；有无急性盆腔炎病史及原发性不孕史等。

3.病理评估

慢性盆腔炎的病理表现主要有：①慢性子宫内膜炎：多见于产后、流产后或剖宫产后，因胎盘胎膜残留或子宫复旧不良致感染；也可见老年妇女绝经后雌激素低下，子宫内膜菲薄而易受细菌感染，严重者宫颈管粘连形成宫腔积脓。②慢性输卵管炎与输卵管积水：慢性输卵管炎最常见，多为双侧性，输卵管呈轻度或中度肿大，伞端可闭锁并与周围组织粘连。输卵管峡部的黏膜上皮和纤维组织增厚粘连，使输卵管呈结节性增厚，称为结节性输卵管炎。当伞端及峡部粘连闭锁，浆液性渗出物积聚而形成输卵管积水，其表面光滑，管壁薄，形似腊肠。③输卵管卵巢炎及输卵管卵巢囊肿：当输卵管炎症波及卵巢时可互相粘连形成炎性包块，或伞端与卵巢粘连贯通，液体渗出而形成输卵管卵巢脓肿，脓液被吸收后可形成输卵管卵巢囊肿。④慢性盆腔结缔组织炎：炎症蔓延至宫骶韧带，使纤维组织增生、变硬。若蔓延范围广泛，子宫固定，宫颈旁组织也增厚变硬，形成"冰冻骨盆"。

（二）身心状况

1.急性盆腔炎

（1）症状：下腹疼痛伴发热，重者可有寒战、高热、头痛、食欲不振、腹胀等，呈急性病容，体温升高，心率快，呼吸急促、表浅。

（2）体征：下腹部有压痛、反跳痛及腹肌紧张，肠鸣音减弱或消失。妇科检查见阴道充血，可有大量脓性分泌物从宫颈口外流；穹隆触痛明显；宫颈举痛；宫体增大，有压痛，活动受限；子宫两侧压痛明显，若有脓肿形成，可触及包块且压痛明显。

2.慢性盆腔炎

（1）症状：全身症状多不明显，有时可有低热，全身不适，易疲劳。下腹痛、腰痛、肛门坠胀、月经期或性交后症状加重，也可有月经失调，痛经或经期延长。由于输卵管阻塞可致不孕。

（2）体征：子宫常呈后位，活动受限，粘连固定，输卵管炎可在子宫一侧或两侧触到增厚的输卵管，呈条索状，输卵管卵巢积水或囊肿可摸到囊性肿物。

（三）辅助检查

急性盆腔炎做血常规检测白细胞计数增高，尤其是中性白细胞计数升高明显表示已感染。慢性盆腔炎一般无明显异常，急性发作时可出现血象增高。

二、护理诊断及合作性问题

（1）焦虑：与病情严重或病程长、疗效不明显，担心生育功能有关。

（2）体温过高：与盆腔急性感染有关。

（3）疼痛：与急性盆腔炎引起下腹部腹膜炎或慢性盆腔炎导致盆腔淤血及粘连有关。

三、护理目标

（1）产妇的情绪稳定，焦虑缓解，能配合护理人员与家人采取有效应对措施。

（2）患者体温正常，无感染发生，生命体征平稳。

（3）患者疼痛减轻或消失，舒适感增加。

四、护理措施

（一）一般护理

加强健康卫生教育，指导患者安排好日常生活，避免过度劳累。增加营养，提高机体抵抗力。合理锻炼身体，可参加慢跑、散步、打太极拳、各种球类运动等。

（二）心理护理

让患者及家属了解急慢性盆腔炎相关知识，和患者及家属一起商定治疗计划，同时关心患者疾苦，耐心倾听患者诉说，尽可能满足患者需求，除其思想顾虑，减轻其担心、焦虑及恐惧的心理，增强患者对治疗的信心，使之积极配合治疗和护理。

（三）病情监护

观察体温、小腹疼痛、腰痛等症状。

（四）治疗护理

1.治疗原则

①急性盆腔炎以控制感染为主，辅以支持疗法及手术治疗。根据药敏试验选择抗生素，一般通过联合用药以尽快控制感染。手术治疗针对脓肿形成或破裂的患者。②慢性盆腔炎采用综合治疗包括药物治疗（用抗生素的同时加糜蛋白酶或透明质酸和地塞米松，以防粘连，促进炎症吸收），中医治疗（清热利湿，活血化瘀，行经止痛为主），手术治疗（盆腔脓肿、输卵管积水或输卵管囊肿），物理疗法（用短波、超短波、激光等，促进血液循环，提高新陈代谢，利于炎症吸收），同时增强局部和全身的抵抗力。

2.用药护理

按医嘱给予足量有效的抗生素，注意用药的剂量、方法及注意事项，观察输液反应等。

3.对症护理

（1）减轻疼痛：腹痛、腰痛时注意休息，防止受凉，必要时遵医嘱给镇静止痛药以缓解症状。

（2）促进睡眠：若患者睡眠不佳，可在睡前热水泡脚，关闭照明设施，保持室内安静，必要时服用镇静药物。

（3）高热时宜采用物理降温；腹胀行胃肠减压；注意纠正电解质紊乱和酸碱失衡。为手术患者做好术前准备、术中配合及术后护理。

五、健康指导

（1）做好经期、孕期及产褥期卫生宣教；指导患者保持性生活卫生，减少性传播疾病，经期禁止性交。

（2）指导患者保持良好的个人卫生习惯，增加营养，积极锻炼身体，增强体质。

六、护理评价

（1）患者主要症状是否改善，舒适感是否增加。

（2）患者焦虑情绪是否缓解，是否能正确复述此疾病的相关知识。

第三节　慢性宫颈炎

慢性宫颈炎（chronic cervicitis）是妇科常见病之一。正常情况下，宫颈具有多种防御功能，但宫颈易受性交、分娩及宫腔操作的损伤，引起感染，一旦发生感染，病原体很难被完全清除，久而导致慢性宫颈炎。近年来随着性传播疾病的增加，宫颈炎已经成为常见疾病。由于长期慢性宫颈炎症可诱发宫颈癌，故应及时诊断与治疗。

一、护理评估

(一) 健康史

1.病因评估

主要见于感染性流产、产褥期感染、宫颈损伤和阴道异物并发感染，多由急性宫颈炎未治疗或治疗不彻底导致。主要致病菌是葡萄球菌、链球菌、大肠杆菌和厌氧菌，其次为性传播疾病的病原体，如沙眼衣原体、淋病奈瑟菌，单纯疱疹病毒与慢性宫颈炎的发生也有关系。

2.病史评估

了解婚育史、分娩史、流产及妇科手术后有无损伤；有无性传播疾病的发生；有无急性盆腔炎的感染史及治疗情况；有无不良卫生习惯。

3.病理评估

(1) 宫颈糜烂：宫颈糜烂是慢性宫颈炎最常见的病理类型。由于宫颈外口处鳞状上皮坏死脱落，由颈管柱状上皮增生覆盖，宫颈外口处的宫颈阴道部外观呈细颗粒状的红色区，称为宫颈糜烂。根据病理组织形态结合临床，宫颈糜烂可分三种类型：①单纯型糜烂：炎症初期，鳞状上皮脱落后，仅由单层柱状上皮覆盖，表面平坦。②颗粒型糜烂：炎症继续发展，柱状上皮过度增生并伴有间质增生，糜烂面凹凸不平，呈颗粒状。③乳突型糜烂：柱状上皮和间质继续增生，糜烂面高低不平更加明显，呈乳突状突起。根据糜烂面的面积大小，宫颈糜烂分为 3 度（图 4-1）：糜烂面积小于宫颈面积的 1/3 为轻度糜烂；糜烂面积占宫颈面积的 1/3～2/3 为中度糜烂；糜烂面积大于宫颈面积的 2/3 为重度糜烂。根据糜烂深度，宫颈糜烂分为：单纯型、颗粒型、乳突型。描写宫颈糜烂时，应同时表示糜烂面积和深度，如中度糜烂颗粒型。

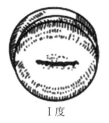 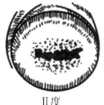 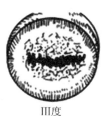

Ⅰ度　　　　　　　　Ⅱ度　　　　　　　　Ⅲ度

图 4-1　宫颈糜烂分度

（2）宫颈肥大：由于慢性炎症的长期刺激，宫颈组织充血、水肿，腺体及间质增生，使宫颈肥大，但表面光滑，由于结缔组织增生而使宫颈硬度增加。

（3）宫颈息肉：慢性炎症长期刺激使宫颈局部黏膜增生，子宫有排出异物的倾向，使增生的黏膜逐渐自基底层向宫颈外口突出而形成息肉。息肉为一个或多个不等，色鲜红、质脆、易出血（图 4-2）。由于炎症持续存在，息肉去除后常有复发。

（4）宫颈腺囊肿：在宫颈糜烂愈合的过程中，新生的鳞状上皮覆盖宫颈腺管口或伸入腺管，将腺管口堵塞。腺管周围的结缔组织增生或瘢痕形成，压迫腺管，使腺管变窄甚至堵塞，腺体分泌物引流受阻、潴留而形成囊肿（图 4-3）。囊肿表面光滑，呈白色或淡黄色。

（5）宫颈黏膜炎：宫颈黏膜炎又称宫颈管炎，病变局限于宫颈管黏膜及黏膜下组织充血、红、肿，向外突出。

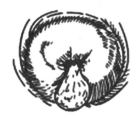 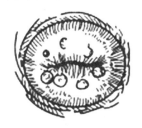

图 4-2　宫颈息肉　　　　　　　　**图 4-3　宫颈腺囊肿**

（二）身心状况

1.症状

白带增多，多数呈乳白色黏液状，也可为淡黄色脓性。如有宫颈息肉时为血性白带或性交后出血。一旦炎症沿宫骶韧带扩散至盆腔时，患者可有腰骶部疼痛、下坠感，因黏稠脓性白带不利于精子穿透而致不孕。

2.体征

妇科检查可见宫颈有不同程度的糜烂、囊肿、肥大或息肉。

3.心理—社会状况

由于白带增多、腰骶部不适，加之病程长、有异味及外阴不适等，患者常常焦虑不安，接触性出血者担心癌变，思想压力大，因此，应详细评估患者心理—社会状态及家属态度。

（三）辅助检查

宫颈刮片细胞学检查，排除宫颈癌，必要时宫颈活检，协助明确宫颈病变性质。

二、护理诊断及合作性问题

（1）焦虑及恐惧：与缺乏相关知识及担心癌变有关。

（2）舒适改变：与分泌物增多、下腹及腰骶部不适有关。

（3）组织完整性受损：与宫颈糜烂有关。

三、护理目标

（1）产妇的情绪稳定，能配合护理人员与家人采取有效应对措施。

（2）患者分泌物减少，性状转为正常，舒适感增加。

（3）患者病情得到及时控制，无组织完整性受损。

四、护理措施

（一）一般护理

告知患者注意外阴清洁卫生，每日更换内裤，定期妇科检查。

（二）心理护理

让患者了解慢性宫颈炎的发病原因、临床表现、治疗方法及注意事项，解除患者焦虑心理，鼓励患者积极配合治疗。

（三）治疗护理

1.治疗原则

以局部治疗为主，根据临床特点选用物理治疗、药物治疗、手术治疗。在治疗前先排除宫颈癌。

2.治疗配合

（1）物理治疗：物理疗法是目前治疗慢性宫颈炎效果较好、疗程最短的方法，因而较为常用。用物理方法将宫颈糜烂面上皮破坏。使之坏死脱落后，由新生的鳞状上皮覆盖。常用的方法有宫颈激光、冷冻、红外线凝结疗法及微波疗法等。治疗时间是月经干净后3～7日之内。

（2）手术治疗：宫颈息肉可手术摘除，宫颈肥大、宫颈糜烂较深者且累及宫颈管者可做宫颈锥形切除。

（3）药物治疗：适宜于糜烂面小、炎症浸润较浅者，可局部涂硝酸银、铬酸、中药等，现已少用。目前临床多用康妇特栓剂，简便易行，疗效满意，每日放入阴道1枚，连续7～10日。

3.病情监护

物理治疗后分泌物增多，甚至有多量水样排液，术后1～2周脱痂时可有少量出血，创口愈合需4～8周。故应嘱患者保持外阴清洁，注意2个月内禁止性生活和盆浴。2次月经干净后复查，效果欠佳者可进行第二次治疗。

五、健康指导

向患者传授防病知识，积极治疗急性宫颈炎；告知患者定期做妇科检查，发现炎症排除宫颈癌后予以积极治疗；避免分娩或器械损伤宫颈；产后发现宫颈裂伤应及时缝合。此外，应注意个人卫生，加强营养，增强体质。

六、护理评价

（1）患者主要症状是否明显改善，甚至完全消失。

（2）患者焦虑情绪是否缓解，是否能正确复述预防及治疗此疾病的相关知识。

第四节　外阴炎及前庭大腺炎

一、外阴炎

外阴炎是妇科常见病，是外阴部的皮肤与黏膜的炎症，可发生于任何年龄，以生育期及绝经后妇女多见。

（一）护理评估

1.健康史

（1）病因评估：外阴炎主要指外阴部的皮肤与黏膜的炎症，以大、小阴唇为多见。由于外阴与尿道、肛门、阴道邻近且暴露，同时，阴道分泌物、月经血、产后的恶露、尿液、粪便的刺激、糖尿病患者的糖尿的长期浸渍，均可引起外阴不同程度的炎症，此外，穿化纤内裤、紧身内裤、使用卫生巾使局部透气性差等，均可诱发外阴部的炎症。

（2）病史评估：评估有无外阴炎的因素存在，有无糖尿病、阴道炎病史。

2.身心状况

（1）症状：外阴瘙痒、疼痛、红、肿、灼热，性交及排尿时加重。

（2）体征：局部充血、肿胀、糜烂，常有抓痕，严重者形成溃疡或湿疹。慢性炎症者，外阴局部皮肤或黏膜增厚、粗糙、皲裂等。

（3）心理—社会状况：了解病程，了解患者对症状的反应，有无烦躁、不安等心理。

（二）护理诊断及合作性问题

（1）皮肤或黏膜完整性受损：与皮肤黏膜炎症有关。

（2）舒适改变：与外阴瘙痒、疼痛、分泌物增多有关。

（3）焦虑：与性交障碍、行动不便有关。

（三）护理目标

（1）患者皮肤与黏膜完整。

（2）患者病情缓解或好转，舒适感增加。

（3）患者情绪稳定，积极配合治疗与护理。

（四）护理措施

1.一般护理

炎症期间宜进食清淡且富含营养的食物，禁食辛辣、刺激性食物。

2.心理护理

患者常出现烦躁不安、焦虑紧张，应帮助患者树立信心，减轻心理负担，坚持治疗，讲究患者常出现烦躁不安、焦虑紧张，应帮助患者树立信心，减轻心理负担，坚持治疗，讲究卫生。

3.病情监护

积极寻找病因，消除刺激原。

4.治疗护理

（1）治疗原则：去除病因，积极治疗原发病，如阴道炎、尿瘘、粪瘘、糖尿病等。

（2）治疗配合：保持外阴清洁干燥，局部使用约 40℃ 的 1∶5000 高锰酸钾溶液坐浴，每日 2 次，每次 15～30 分钟，5～10 次为一疗程。如有破溃，可涂抗生素软膏或紫草油，急性期可用物理治疗。

（五）健康指导

（1）卫生宣教，指导妇女穿棉质内裤，减少分泌物刺激，对公共场所，如游泳池、公共浴室等谨慎出入，注意经期、孕期、产期及流产后的生殖道清洁，防止感染。

（2）定期妇科检查，积极参与普查与普治。

（3）指导用药方法及注意事项。

（4）加强性道德教育，纠正不良性行为。

（六）护理评价

（1）患者诉说外阴瘙痒症状减轻，舒适感增加。

（2）患者焦虑缓解或消失，掌握了卫生保健常识，能养成良好卫生习惯。

二、前庭大腺炎

细菌侵入前庭大腺腺管内致腺管充血、水肿称为前庭大腺炎。

（一）护理评估

1.健康史

（1）病因评估前庭大腺腺管开口位于小阴唇与处女膜之间，在性交、流产、分娩或其他情况污染外阴部时，病原体易侵入引起炎症，因此，以育龄妇女多见，主要病原体为葡萄球菌、链球菌、大肠杆菌、淋病奈瑟菌及沙眼衣原体等。急性炎症发作时，细菌先侵犯腺管，腺管口因炎症肿胀阻塞，渗出物不能排出，积存而形成脓肿，称为前庭大腺脓肿（又称巴氏腺脓肿），多发于一侧。如急性炎症消退，腺管口粘连阻塞，分泌物不能外流，脓液转清，则形成前庭大腺囊肿，多为单侧，大小不等，可持续数年不增大。患者往往无自觉症状。

（2）病史评估了解患者有无反复的外阴感染史及卫生习惯。

2.身心状况

（1）症状：初起时局部肿胀、疼痛、烧灼感，行走不便，可伴有大小便困难等。有时可出现发热等全身症状（表4-1）。

（2）体征：外阴部皮肤红肿、压痛明显。当脓肿形成时，疼痛加剧，并可触及波动感，脓肿直径可达5～6 cm。

表 4-1　前庭大腺炎临床类型及身体状况

临床类型	身体状况
急性期	（1）大阴唇下 1/3 处疼痛、肿胀，严重时行走受限。检查局部可见皮肤红、肿、热、压痛。 （2）脓肿形成时，可触及波动感，脓肿直径可达 5～6 cm，可自行破溃。如破口大，引流通畅，脓液流出后炎症消退；如破口小，引流欠佳，炎症持续不退或反复发作。 （3）可出现全身不适、发热等全身症状
慢性期	慢性期囊肿形成.患者感到外阴部有坠胀感或性交不适。检查时局部可触及囊性肿物，大小不一，有时可反复急性发作

（3）心理—社会状况：了解病程，了解患者对症状的反应，有无烦躁、不安等心理，患者常有因害羞或怕痛而未及时诊治的心理障碍。

（二）辅助检查

取前庭大腺开口处分泌物作细菌培养，确定病原体。

（三）护理诊断及合作性问题

（1）皮肤完整性受损：与脓肿自行破溃或手术切开引流有关。

（2）疼痛：与局部炎症刺激有关。

（四）护理目标

（1）患者皮肤保持完整。

（2）疼痛缓解或好转。

（五）护理措施

1.一般护理

急性期患者应卧床休息，饮食易消化，富含营养。

2.心理护理

患者常常烦躁不安、焦虑紧张，应尊重患者，为患者保密，以解除其忧虑，使其积极治疗，帮助其建立治愈疾病的信心和生活的勇气。

3.病情监护

观察患者的生命体征，重点观察体温变化，观察伤口愈合情况。

4.治病护理

（1）治疗原则：急性期局部热敷或坐浴，抗生素消炎治疗；脓肿形成或囊肿较大时，切开引流或行囊肿造口术，保持腺体功能，防止复发。

（2）治疗配合：急性炎症发作时，取前庭大腺开口处分泌物作细菌培养，确定病原体。根据细菌培养结果和药物敏感试验选用抗生素口服或肌内注射。脓肿形成或囊肿较大时，切开引流或行囊肿造口术，并放置引流条。术后保持局部清洁，引流条每日更换一次，外阴用 1：5000 氯己定棉球擦拭，每日擦洗外阴 2 次，也可用清热解毒中药热敷或坐浴，每日 2 次。

（六）健康指导

（1）向患者及家属讲解此病的病因及预防措施，指导患者注意外阴清洁卫生。

（2）告知患者及家属月经期、产褥期禁止性交；月经期应使用消毒卫生巾预防感染；术后注意事项及正确用药。告知患者相关卫生保健常识，养成良好卫生习惯。

（七）护理评价

（1）患者诉说外阴不适症状减轻，舒适感增加。

（2）患者接受医护人员指导，焦虑缓解或消失。

阴道炎是阴道黏膜及黏膜下结缔组织的炎症，是妇科常见病。正常健康妇女由于解剖结构、组织特点，阴道对病原体的侵入有自然防御功能。当各种因素导致自然防御功能降低，阴道内生态平衡遭到破坏时，病原体侵入导致阴道炎症。幼女及绝经后妇女由于雌激素缺乏，阴道上皮薄，阴道抵抗力低，比青春期及育龄期妇女更易受感染。

第五章

月经失调类并发症的护理

第一节 功能失调性子宫出血

一、概述

功能失调性子宫出血（dysfunctional uterine bleeding，DUB）简称功血，是由于调节生殖的下丘脑-垂体-卵巢轴功能失调引起的异常子宫出血，全身及内外生殖器官无明显器质性病变存在。常表现为月经周期长短不一、经期延长、经量过多或不规则阴道流血。按发病机制可分无排卵性和排卵性功血两大类，前者占70％～80％，多见于青春期及绝经过渡期妇女。后者占20％～30％，多见于育龄妇女。

二、病因及临床分型

正常月经的发生是下丘脑-垂体-卵巢轴生理调节控制下的周期性的子宫内膜剥脱性出血。正常月经的周期、持续时间、月经量呈现明显的规律性和自限性。当机体受到内部和外部各种因素诸如精神紧张、情绪变化、环境气候改变、营养不良、贫血、代谢紊乱、甲状腺、肾上腺功能异常等疾病影响时，均可引起下丘脑-垂体-卵巢轴功能调节异常，从而导致月经失调。临床按照卵巢功能发生障碍的时期，可将其分为下列两种类型。

（一）无排卵性功能失调性子宫出血

无排卵性功血好发于青春期和绝经过渡期，育龄期少见。青春期功血患者下丘脑-垂体-卵巢轴尚未成熟，未能建立稳定的周期性调控机制，尤其对雌激素的正反馈作用存在缺陷，FSH 呈持续低水平，月经中期无 LH 高峰形成，虽有大量卵泡生长，但不能形成成熟卵泡而排卵。青春期少女正处于生理与心理的急剧变化期，情绪多变，感情脆弱，发育不健全的下丘脑-垂体-卵巢轴更易受到内外环境的多因素影响。在绝经过渡期，卵巢功能逐渐衰退，卵泡逐渐耗尽，剩余卵泡又对垂体促性腺激素的反应性降低，雌激素分泌量波动不能形成排卵前高峰，故不排卵。生育期妇女既可因某种内外环境刺激，如劳累、应激、流产、手术和疾病等引起短暂的无排卵，也可因肥胖、多囊卵巢综合征、高泌乳素血症等引起持续无排卵。各种原因引起的无排卵均可导致子宫内膜受单纯雌激素影响，达到或超过雌激素的内膜出血阈值，而无孕激素对抗，从而发生雌激素突破性出血。无排卵性功血也可因雌激素撤退出血引起，子宫内膜在单纯雌激素的刺激下持续增生，此时可因一批卵泡闭锁导致雌激素水平下降，内膜失去支持而剥脱出血。

无排卵性功血的子宫出血还与子宫内膜出血的自限性机制缺陷有关，如子宫内膜组织脆性增加、子宫内膜脱落不全、子宫血管结构与功能异常、凝血机制障碍等都可能导致功血。

（二）排卵性功能失调性子宫出血

多发生于育龄期妇女，卵巢虽然有排卵功能，但黄体功能异常，可分为黄体功能不足和子宫内膜不规则脱落两种类型。黄体功能不足的原因在于神经内分泌调节功能紊乱，导致卵泡期 FSH 缺乏，卵泡发育缓慢，使雌激素分泌减少，从而对垂体及下丘脑正反馈不足；LH 峰值不高，使黄体发育不全，孕激素分泌减少，使子宫内膜分泌反应不足。此外，生理性因素如初潮、分娩后及绝经过渡期，也可能因下丘脑-垂体-卵巢轴功能紊乱，导致黄体功能不足。子宫内膜不规则脱落者，在月经周期中，患者有排卵，黄体发育良好，但由于下丘脑-垂体-卵巢轴调节功能紊乱或黄体机制异常引起萎缩过程延长，导致子宫内膜不能如期完整脱落。

三、临床表现

（一）无排卵性功血

失去正常周期性和出血自限性，临床上主要表现为子宫不规则出血。出血间隔长短不一，短者几日，长者数月，常误诊为闭经；出血量多少不一，出血量少者只是点滴出血，多者大量出血，不能自止，导致贫血或休克。出血期间一般无腹痛或其他不适。

（二）排卵性功血

黄体功能不足者表现为月经周期缩短，月经频繁。有时月经周期虽然在正常范围内，但是卵泡期延长，黄体期缩短，故不孕或早孕期流产发生率高。子宫内膜不规则脱落者，表现为月经周期正常，但经期延长，常达9～10天，出血量多且淋漓不净。

四、辅助检查

（一）诊断性刮宫

简称诊刮，其目的包括止血和明确子宫内膜病理诊断。对于生育期和绝经过渡期妇女、药物治疗无效或存在子宫内膜癌高危因素的异常子宫出血患者，应通过诊刮术排除恶性病变。对未婚患者，若激素治疗失败或疑有器质性病变，也应经患者或其家属知情同意后考虑诊刮。为确定排卵和黄体功能，应在经前期或月经来潮后6小时内刮宫；不规则流血或大量出血者可随时刮宫。刮宫要全面，特别注意双侧宫角部；注意宫腔大小、形态、宫壁是否光滑、刮出物性质和量。应将刮出物全部送病理学检查。

（二）超声检查

可了解子宫大小、形状，宫腔内有无赘生物，子宫内膜厚度等。

（三）宫腔镜检查

在宫腔镜直视下选择病变区进行活检，较盲取内膜的诊断价值高，尤其可排除早期宫腔病变如子宫内膜息肉、子宫黏膜下肌瘤、子宫内膜癌等。

（四）基础体温（BBT）测定

基础体温呈单相型，提示无排卵。

（五）激素测定

酌情检查 FSH、LH、E_2 及 P。为确定有无排卵，可测定血清孕酮和尿孕二醇。疑高催乳素血症者查 PRL。

（六）妊娠试验

有性生活史者应行妊娠试验，以排除妊娠及妊娠相关疾病。

（七）宫颈细胞学检查

巴氏染色法或 TBS 报告系统，用于排除宫颈癌及其癌前病变。

（八）宫颈黏液结晶检查

经前检查出现羊齿植物叶状结晶提示无排卵。

（九）阴道脱落细胞涂片检查

一般表现为中、低度雌激素影响。

（十）血红细胞计数及血细胞比容

了解患者贫血情况。

（十一）凝血功能测试

血小板计数，出、凝血时间，凝血酶原时间，活化部分凝血酶原时间等。

五、诊断

诊断主要依据病史、体格检查及辅助检查作出诊断。病史包括患者的年龄、月经史、婚育史、避孕措施、激素类药物使用史，以及全身与生殖系统有无相关疾病，如肝病、血液病、高血压及代谢性疾病（如甲状腺功能亢进或减退、肾上腺或垂体疾病等）。仔细询问异常子宫出血的表现（经期长短、经量多少、经血的性质）、发病时间、病程经过、目前出血情况、发病前有无停经史、以往治疗经过。功血的诊断需排除引起异常出血的器质性原因，如妊娠相关出血，生殖器官肿瘤、感染，内科血液系统及肝肾重要脏器疾病，甲状腺疾病，生殖系统发育畸形，外源性激素及异物引起的异常子宫出血等。

六、治疗原则

功血的一线治疗是药物治疗。青春期及生育期无排卵性功血治疗原则以止血、调整月经周期和促排卵为主，绝经过渡期功血治疗原则为止血、调整周期、减少经量和防止子宫内膜病变，同时注意加强营养，纠正贫血，改善全身情况，预防感染，积极治疗并发症。

（一）药物止血

需根据出血量采用合适的制剂和使用方法。对少量出血患者，使用最低有效量性激素，减少药物不良反应。对大量出血患者，要求在性激素治疗 6～8 小时内见效，24～48 小时内出血基本停止，若 96 小时以上仍不止血，应考虑有器质性病变存在的可能。

1.雌激素

应用大剂量雌激素可迅速促使子宫内膜生长，短期内修复创面而止血，适用于血红蛋白低于 70g/L 者，主要用于青春期功血。急性大量出血时宜使用大剂量雌激素止血法：可选用结合雌激素 1.25～2.5mg 口服，每 6 小时一次，止血后每 3 日递减 1/3 量直至维持量 0.625～1.25mg/d，从血止日期算起第 20 日停药；不能耐受结合雌激素者也可改用苯甲酸雌二醇肌注，同时积极纠正贫血。血止后，待血红蛋白上升至 70g/L 以上，开始加用孕激素，使子宫内膜转化。雌、孕激素的同时撤退，有利于子宫内膜同步脱落。一般加用孕激素可用甲羟孕酮 6～10mg，每日一次，共 10 日停药；或黄体酮 20mg/d，丙酸睾酮 25mg/d 连续 3 天。一般在停药后 3～7 日发生撤退出血。大剂量雌激素止血对存在血液高凝状态或有血栓性疾病史的患者应禁用。

2.孕激素

孕激素止血的机制是使雌激素作用下持续增生的子宫内膜转化为分泌期，并有对抗雌激素作用，使内膜不再增厚，适用于血红蛋白大于 70g/L 的功血患者。围绝经期妇女急性出血者可选用对内膜作用效价高的炔诺酮（妇康片）5～7.5mg 口服，每 6 小时一次，一般用药 4 次后出血量明显减少或停止，改为 8 小时一次，2～3 日止血后每隔 3 日递减 1/3 量，直至维持量每日 2.5～5.0mg，持续用到止血后 20 日停药，停药后 3～7 日发生撤退出血。

3.雄激素

有拮抗雌激素、增强子宫平滑肌及子宫血管张力的作用，减轻盆腔充血而减少出血量，但无止血作用。适用于绝经过渡期功血。大出血时单独应用效果不佳。

4.联合用药

性激素联合用药的止血效果优于单一药物。①青春期功血：在使用孕激素时同时配伍小剂量雌激素，以克服单一孕激素治疗的不足，可减少孕激素用量，并防止突破性出血。具体采用孕激素占优势的口服避孕药 1 片，每 6 小时一次，血止后递减至维持量，每日 1 片，共 20 日停药。②绝经过渡期功血：在孕激素止血基础上可配伍雌、雄激素，以往常用三合激素（黄体酮 12.5mg，雌二醇 1.25mg，睾酮 25mg）2mL 肌注，每 12 小时一次，血止后递减至每 3 日一次，共 20 日停药。

5.其他

抗前列腺素药物如氟芬那酸（flufenamic acid）及抗纤溶药物和促凝药物，如氨甲苯酸等有减少出血量的辅助作用，但不能赖以止血。

（二）调整月经周期

使用性激素止血后必须调整月经周期。青春期和生育期无排卵性功血患者，需恢复正常的内分泌功能，以建立正常月经周期；对绝经过渡期患者起到控制出血，预防子宫内膜增生症的发生。一般一个疗程连续用药 3 个周期。若子宫病理为复杂性增生，应连续治疗 6 个周期以上。

1.雌、孕激素序贯疗法

即人工周期。通过模拟自然月经周期中卵巢的内分泌变化，将雌、孕激素序贯应用，使子宫内膜发生相应变化，引起周期性脱落。适用于青春期功血或生育期功血内源性雌激素较低者。已烯雌酚 0.25mg 或雌二醇 2mg 或结合雌激素 1.25mg，于出血第 5 日起，每晚 1 次，连服 20 日，至服药第 11 日，每日加用黄体酮注射液 10mg 肌注（或甲羟孕酮 8～10mg 口服），两药同时用完，停药后 3～7 日出血。于出血第 5 日重复用药。用药 2～3 个周期后，部分患者能自发排卵。若正常月经仍未建立，应重复上述序贯疗法。若患者体内有一定的雌激素水平，则雌激素可采用半量或 1/4 量。

2.口服避孕药

此法开始即用孕激素以限制雌激素的促内膜生长作用，使撤退出血逐步减少，其中雌激素可预防治疗过程中孕激素的突破性出血。适用于生育期功血内源性雌激素水平较高，止血周期撤退出血量较多者或绝经过渡期功血。可用口服避孕药自血止周期撤退出血的第 5 日起，每晚一片，连服 3 周，一周为撤退出血间隔。停药后出现撤退出血，血量较少。对停药后仍未能建立正常月经周期者，可重复上述联合疗法。

3.孕激素后半周期疗法

适用于青春期或绝经过渡期功血。于月经周期后半期（撤退出血的第 16～25 日）服用甲羟孕酮 8～10mg/d 或肌注黄体酮 20mg/d，连用 5 日为一周期。

（三）促排卵

青春期功血患者经上述调整周期药物治疗几个疗程后，通过雌、孕激素对中枢的反馈调节作用，部分患者可恢复自发排卵，青春期一般不提倡使用促排卵药物。有生育要求的无排卵不孕患者，可针对病因促排卵。

1.氯米芬

通过抑制内源性雌激素对下丘脑的负反馈，诱导 GnRH 的释放而诱发排卵。适用于体内已有一定水平雌激素的不排卵功血要求生育患者。在出血第五天起，每晚服 50mg，连续 5 天。若排卵失败，可重复用药，剂量逐渐增至 100～150mg/d。一般连用 3 个月，不宜长期应用，以免发生卵巢过度刺激综合征或引起多胎妊娠。

2.绒促性素

有类似 LH 作用，能诱发排卵，适用于体内有一定卵泡，并有一定水平 FSH 及雌激素中等水平者。一般与其他促排卵药联用。B 超监测卵泡发育接近成熟时，可大剂量肌内注射绒促性素5000～10000U或脉冲给药以诱发排卵。

3.尿促性素

出血干净后每天肌注尿促性素 1～2 支，直至卵泡成熟。停用尿促性素，加用绒促性素 5000～10000U，肌内注射，以提高排卵率，此法称尿促性素-绒促性素促排卵法，应警惕用尿促性素时易并发卵巢过度刺激综合征，故仅用于对氯米芬效果不佳、要求生育，尤其是不孕的功血患者和低促性素无排卵者。

（四）手术治疗

一般不推荐手术治疗，若急性大出血药物治疗效果不佳，或存在子宫内膜癌高危因素的功血患者可采用刮宫术。经量多的绝经过渡期功血和经激素治疗无效且无生育要求的生育期功血或对施行子宫切除术有禁忌证者可行子宫内膜切除术，利用宫腔镜下金属套环、激光、滚动球电凝或热疗等方法，使子宫内膜组织凝固或坏死。年龄 40 岁以上，病理诊断子宫内膜复杂性增生甚至伴有不典型增生者，可选择行子宫切除术。

七、护理评估

（一）病史

详细了解病史，如患者年龄、月经史、婚育史、以往健康状况，有无慢性疾病（如血液病、代谢性疾病、肝病等），了解患者发病前有无精神紧张、情绪打击、过度劳累、环境改变、服用药物等引起月经失调的诱发因素，了解发病经过，如发病时间、目前流血情况、流血前有无停经史及诊治过程，服药史等。异常子宫出血的几种类型有：①月经过多：患者的月经周期规律，但月经量过多（＞80mL）或经期延长（＞7 天）；②月经频发：患者的月经周期规律，但短于 21 日；③不规则出血：患者的月经周期不规则，在两次月经周期的任何时间发生子宫出血；④月经频多：患者的月经周期不规则，血量过多。

（二）身体评估

测量生命体征、身高、体重，观察患者精神和营养状况、有无肥胖、贫血貌、出血点和其他病态。基础体温测定了解有无排卵；妇科检查了解盆腔无异常发现；血常规了解贫血的程度及有无合并感染；测体内雌激素、孕酮或尿雌二醇、17-羟酮及人绒毛膜促性腺激素等了解卵巢功能；宫颈黏液结晶及阴道脱落细胞涂片检查，以了解有无排卵及雌、孕激素水平。诊断性刮宫了解子宫内膜变化：于月经前3～7天或月经来潮6小时内行诊刮术，无排卵型功血者，子宫内膜检查可见增生期变化或增生过长，无分泌期出现。对疑为黄体萎缩不全者，则应在月经的第5天进行诊刮术，如内膜切片检查仍有分泌期反应的子宫内膜，则诊断成立。B超了解子宫、附件是否正常。

（三）心理社会评估

年轻患者常因害羞或其他顾虑而不及时就诊，中年患者则因工作较忙或无生育需求而漫不经心，病程拖延并发感染或治疗效果不佳，更产生恐惧和焦虑，影响身心健康和工作学习。患者由于对疾病不了解，担心疾病是否会影响到结婚、生育和性生活质量。围绝经期担心疾病的严重程度，怀疑肿瘤而焦虑恐惧。了解患者家属或配偶对疾病的看法。

八、护理诊断

（1）活动无耐力（activity intolerance）与月经过多、经期延长造成贫血有关。

（2）焦虑（anxiety）与缺乏相关知识及担心预后有关。

（3）有感染的危险（risk for infection）与出血多、持续不净及继发性贫血等有关。

（4）舒适改变（comfort change）恶心，呕吐，与应用雌激素治疗有关。

九、潜在并发症

（一）贫血

贫血与出血量多、出血时间长、营养不良等有关。

（二）感染

感染与出血量多、出血时间长、不注意经期卫生及患者免疫力下降有关。

十、护理措施

（一）止血

对大量出血患者，根据医嘱立即使用性激素止血，治疗 6～8 小时内见效，24～48 小时内出血基本停止，若 96 小时以上仍不止血，需要排除其他器质性病变。

（二）维持正常血容量

观察并记录患者的生命体征尤其是血压脉搏的变化。准确记录出入量。教患者准确估计流血量。对出血量多者，应督促其卧床休息，按医嘱做好配血、输血、止血措施，严密观察血压的变化，配合医生治疗方案维持患者正常血容量。

（三）预防感染

严密观察与感染有关的体征，如体温、脉搏、宫体压痛等。按医嘱作白细胞计数及分类检查，以及时发现异常。如有感染征象，应及时与医生联系并选用抗生素治疗，同时做好会阴护理，保持局部清洁，防止上行性感染。

（四）正确合理使用性激素

功血患者的治疗以性激素的应用为主，大剂量的口服雌激素常会引起恶心、呕吐，患者常不能坚持服药，护士要做好耐心、细致的解释工作，并帮助患者克服身体不适反应，坚持遵医嘱接受治疗。①按时按量服用激素，保持药物在血中的稳定浓度，不得随意停服或漏服；②应用性激素的止血剂量与当时流血量成正比，大量出血时所需要的激素剂量都超过正常生理量，这样就存在逐步减低药量的问题。药物减量必须按规定在流血停止后方能开始，每3天减量一次，每次减量不得超过原剂量的1/3；③维持量服用时间，通常按停药后发生撤退出血的时间，与患者上一次行经时间相同考虑；④指导患者在治疗期间如出现不规则阴道流血，应及时就诊，调整药物的剂量。

（五）补充营养

提供高蛋白、高能量、高维生素、含高矿物质铁钙饮食。经血多时应额外补充铁。注意向患者推荐含铁多的食物，如猪肝、豆角、蛋黄、胡萝卜、葡萄干等。同时，食物中注意粗纤维的搭配，以保证大便的通畅。护士可按患者的饮食习惯，制订适合个人的饮食计划，以保证患者获得足够的营养。

（六）手术治疗护理

患者经内科治疗无效，或需要进一步诊断时，可能会进行刮宫术、子宫内膜切除术或子宫切除术。需要做好术前术后护理。

（七）健康教育

了解患者对月经的看法，向患者解释正常月经发生的机制，不正常月经的表现。经期时间长的患者日常生活受到影响，担心洗澡、洗头运动等活动会对身体有影响。告诉患者个人卫生的重要性，洗澡和洗头对疾病没有影响。采用温水洗澡可以减轻下腹不适。患者可以游泳、锻炼身体、正常性生活。指导患者在月经期要经常更换卫生垫，预防感染。出血量多时需要准确测量出血量，根据卫生垫的大小、数量和浸湿程度估计出血量，若出血量多，或心悸、疲乏无力程度加重时需要及时报告医生。

第二节　痛　经

痛经（dysmenorrhea）是指在行经前、后或月经期出现下腹疼痛、坠胀伴腰酸及其他不适，严重影响生活和工作质量者。痛经分为原发性痛经与继发性痛经两类。前者指生殖器官无器质性病变的痛经，称功能性痛经；后者指盆腔器质性病变引起的痛经，如子宫内膜异位症等。本节仅叙述原发性痛经。

一、护理评估

（一）健康史

原发性痛经常见于青少年，多发生在有排卵的月经周期，精神紧张、恐惧、寒冷刺激及经期剧烈运动可加重疼痛。评估时需了解患者的年龄和月经史、疼痛特点及与月经的关系、伴随症状和缓解疼痛的方法等。

（二）身体状况

1.痛经

痛经是主要症状，多自月经来潮后开始，最早出现在月经来潮前 12 h，月经第 1 日疼痛最剧烈，持续2～3 日后逐渐缓解。疼痛呈痉挛性，多位于下腹正中，常放射至腰骶部、外阴与肛门，少数人的疼痛可放射至大脚内侧。可伴面色苍白、出冷汗、恶心、呕吐、腹泻、头晕、乏力等。痛经多于月经初潮后1～2 年发病。

2.妇科检查

生殖器官无器质性病变。

（三）心理—社会状况

患者缺乏痛经的相关知识，担心痛经可能影响健康及婚后的生育能力，表现为情绪低落、烦躁、焦虑；伴随着月经的疼痛，常常使患者抱怨自己是女性。

（四）辅助检查

B超检查生殖器官有无器质性病变。

（五）处理要点

以解痉、镇痛等对症治疗为主，并注意对患者的心理治疗。

二、护理问题

（一）急性疼痛

急性疼痛与经期宫缩有关。

（二）焦虑

焦虑与反复疼痛及缺乏相关知识有关。

三、护理措施

（一）一般护理

（1）下腹部局部可用热水袋热敷。

（2）鼓励患者多饮热茶、热汤。

（3）注意休息，避免紧张。

（二）病情观察

（1）观察疼痛的发生时间、性质、程度。

（2）观察疼痛时的伴随症状，如恶心、呕吐、腹泻。

（3）了解引起疼痛的精神因素。

（三）用药护理

遵医嘱给予解痉、镇痛药，常用药物有前列腺素合成酶抑制剂如吲哚美辛（消炎痛）、布洛芬等，亦可选用避孕药或中药治疗。

（四）心理护理

讲解有关痛经的知识及缓解疼痛的方法，使患者了解经期下腹坠胀、腰酸、头痛等轻度不适是生理反应。原发性痛经不影响生育，生育后痛经可缓解或消失，从而消除患者紧张、焦虑的情绪。

（五）健康指导

进行经期保健的教育，包括注意经期清洁卫生，保持精神愉快，加强经期保护，避免剧烈运动及过度劳累，防寒保暖等。疼痛难忍时一般选择非麻醉性镇痛药治疗。

第三节 闭 经

闭经（amenorrhea）是妇科常见症状，分为原发性闭经和继发性闭经两类。原发性闭经指年龄超过 16 岁，第二性征已发育，或年龄超过 14 岁，第二性征尚未发育，且无月经来潮者；继发性闭经指正常月经建立后，因病理性原因月经停止 6 个月，或按自身原来月经周期计算停经 3 个周期以上者。青春期以前、妊娠期、哺乳期以及绝经后的无月经均属生理现象。

一、护理评估

（一）健康史

原发性闭经较少见，常由于遗传性因素或先天性发育缺陷所致，评估时应注意患者生殖器官和第二性征发育情况及家族史。继发性闭经发病率高，病因复杂，评估时应详细询问患者月经史，已婚者应注意有无产后大出血、不孕及流产史。根据控制正常月经周期的四个环节，按病变部位将闭经分为下丘脑性闭经、垂体性闭经、卵巢性闭经及子宫性闭经。

1.下丘脑性闭经

最常见，以功能性原因为主。

（1）精神因素：精神创伤、紧张忧虑、环境改变、过度劳累、盼子心切或畏惧妊娠等可使内分泌调节功能紊乱而发生闭经。闭经多为一时性，可自行恢复。

（2）剧烈运动、体重下降和神经性厌食：均可诱发闭经。因初潮发生和月经维持有赖于一定比例（17%～20%）的机体脂肪，中枢神经对体重下降极为敏感。

（3）药物：一般在停药后 3～6 个月月经恢复。

2.垂体性闭经

垂体器质性病变或功能失调可影响卵巢功能而引起闭经。

（1）垂体梗死：常见于产后出血使垂体缺血坏死，出现闭经、性欲减退、毛发脱落、第二性征衰退等席汉氏综合征。

（2）垂体肿瘤：可引起闭经溢乳综合征。

3.卵巢性闭经

因性激素水平低落，子宫内膜不发生周期性变化而导致闭经。

（1）卵巢功能早衰：40岁前绝经者称卵巢功能早衰，常伴有围绝经期综合征的表现。

（2）卵巢功能性肿瘤、卵巢切除或组织破坏。

（3）多囊卵巢综合征：表现为闭经、不孕、多毛、肥胖、双侧卵巢增大。

4.子宫性闭经

月经调节功能及第二性征发育正常，但子宫内膜受到破坏或对卵巢激素不能产生正常的反应而引起闭经。

（1）先天性子宫发育不良或子宫切除术后者。

（2）子宫内膜损伤：子宫腔放射治疗后、结核性子宫内膜炎、子宫腔粘连综合征，后者因人工流产刮宫过度，使子宫内膜损伤粘连而无月经产生。

5.其他内分泌功能异常

甲状腺功能减退或亢进、肾上腺皮质功能亢进、糖尿病等可引起闭经。

（二）身体状况

了解患者的闭经类型、时间及伴随症状。注意观察患者精神状态、智力发育、营养与健康状况；检查全身发育状况，测量身高、体重、四肢与躯干比例；第二性征如音调、毛发分布、乳房发育状况，挤压乳腺有无乳汁分泌；妇科检查生殖器官有无发育异常和肿瘤等。

（三）心理—社会状况

患者担心闭经对自己的健康、性生活及生育能力有影响，病程过长及治疗效果不佳会加重患者及其家属的心理压力，产生情绪低落、焦虑，反过来又加重闭经。

（四）辅助检查

1.子宫功能检查

（1）诊断性刮宫：适用于已婚妇女，必要时可在宫腔镜直视下检查。

（2）子宫输卵管碘油造影：了解子宫腔及输卵管情况。

（3）药物撤退试验：①孕激素试验可评估内源性雌激素水平；②雌、孕激素序贯疗法。

2.卵巢功能检查

通过 B 超检查、基础体温测定、宫颈黏液结晶检查、阴道脱落细胞检查、血清激素测定、诊断性刮宫，了解排卵情况及体内性激素水平。

3.垂体功能检查

如垂体兴奋试验等。

4.其他检查

B 超检查、染色体检查及内分泌检查等。

（五）处理要点

（1）全身治疗积极治疗全身性疾病，增强体质，加强营养，保持正常体重。

（2）心理治疗精神因素所致闭经，应行心理疏导。

（3）病因治疗子宫腔粘连、先天畸形、卵巢及垂体肿瘤等采取相应手术治疗。

（4）性激素替代疗法。根据病变部位及病因，给予相应激素治疗，常用雌激素替代疗法，雌、孕激素序贯疗法和雌、孕激素合并疗法。

（5）诱发排卵常用氯米芬、HCG。

二、护理问题

（一）焦虑

与担心闭经对健康、性生活及生育的影响有关。

（二）功能障碍性悲哀

与长期闭经及治疗效果不佳，担心丧失女性形象有关。

三、护理措施

（一）一般护理

1.鼓励患者增加营养

营养不良引起的闭经者，应供给足够的营养。

2.保证睡眠

工作紧张引起的闭经者，鼓励患者加强锻炼，增强体质，注意劳逸结合。如为肥胖引起的闭经，指导患者进低热量饮食，但需要富有维生素和矿物质，嘱咐患者适当增加运动量。

（二）病情观察

（1）观察患者情绪变化，有无引起闭经的精神因素，如工作、家庭、生活等情况。

（2）对有人工流产、剖宫产史的闭经患者，应监测阴道流血情况及月经变化。

（3）注意患者体重增加或减少的数据和时间，与闭经前、后的关系。

（4）观察患者甲状腺有无肿大、有无糖尿病症状。

（三）用药护理

指导患者合理使用性激素，说明性激素的作用、不良反应、用药方法及注意事项。

（四）心理护理

讲解月经的生理知识，使患者了解闭经与女性特征、生育及健康的关系，减轻心理压力，避免闭经加重。对原发性闭经者，特别是生殖器官畸形者进行心理疏导，保持心情舒畅，正确对待疾病，提高对自我形象的认识。

（五）健康指导

（1）告知患者要耐心坚持规范治疗，在医生的指导下接受全身系统检查。

（2）短期治疗效果可能不明显，要有心理准备，不要放弃治疗，树立战胜疾病的信心。

第四节　围绝经期综合征

绝经是每一个妇女生命过程中必然发生的生理过程。绝经提示卵巢功能衰退，生殖功能终止，绝经过渡期是指围绕绝经前、后的一段时期，包括从绝经前出现与绝经有关的内分泌、生理学和临床特征起，至最后一次月经后一年。

围绝经期综合征（menopausal syndrome，MPS）以往称为更年期综合征，是指妇女在绝经前、后由于卵巢功能衰退、雌激素水平波动或下降所致的以自主神经功能紊乱为主，伴有神经心理症状的一组症候群。多发生于45～55岁，约2/3的妇女出现不同程度的低雌激素血症引发的一系列症状。绝经分为自然绝经和人工绝经。自然绝经是指卵巢内卵泡生理性耗竭所致的绝经；人工绝经是指双侧卵巢经手术切除或受放射线损坏导致的绝经，后者更易发生围绝经期综合征。

一、护理评估

（一）健康史

了解患者的发病年龄、职业、文化水平及性格特征，询问月经情况及生育史，有无卵巢切除或盆腔肿瘤放疗，有无心血管疾病及其他疾病病史。

（二）身体状况

1.月经紊乱

半数以上妇女出现2～8年无排卵性月经，表现为月经频发、不规则子宫出血、月经稀发（月经周期超过35天）以至绝经，少数妇女可突然绝经。

2.雌激素下降相关征象

(1) 血管舒缩症状：主要表现为潮热、出汗，是血管舒缩功能不稳定的表现，是围绝经期综合征最突出的特征性症状。潮热起自前胸，涌向头颈部，然后波及全身。在潮红的区域患者感到灼热，皮肤发红，紧接着大量出汗。持续数秒至数分钟不等。此种血管功能不稳定可历时 1 年，有时长达 5 年或更长。

(2) 精神神经症状：常有焦虑、抑郁、激动、喜怒无常、脾气暴躁、记忆力下降、注意力不集中、失眠多梦等。

(3) 泌尿生殖系统症状：出现阴道干燥、性交困难及老年性阴道炎，排尿困难、尿频、尿急、尿失禁及反复发作的尿路感染。

(4) 心血管疾病：绝经后妇女冠状动脉粥样硬化性心脏病（简称冠心病）、高血压和脑出血的发病率及死亡率逐渐增加。

(5) 骨质疏松症：绝经后妇女约有 25% 患骨质疏松症、腰酸背痛、腿抽搐、肌肉关节疼痛等。

3.体格检查

全身检查注意血压、精神状态、皮肤、毛发、乳房改变及心脏功能，妇科检查注意生殖器官有无萎缩、炎症及张力性尿失禁。

（三）心理—社会状况

因家庭和社会环境的变化或绝经前曾有精神状态不稳定等，更易引起患者心情不畅、忧虑、多疑、孤独等。

（四）辅助检查

根据患者的具体情况不同，可选择血常规、尿常规、心电图及血脂检查、B 超、宫颈刮片及诊断性刮宫等。

（五）处理要点

1.一般治疗

加强心理治疗及体育锻炼，补充钙剂，必要时选用镇静剂、谷维素。

2.激素替代疗法

补充雌激素是关键，可改善症状、提高生活质量。

二、护理问题

（一）自我形象紊乱
自我形象紊乱与对疾病不正确认识及精神神经症状有关。

（二）知识缺乏
缺乏性激素治疗相关知识。

三、护理措施

（一）一般护理
改善饮食，摄入高蛋白质、高维生素、高钙饮食，必要时可补充钙剂，能延缓骨质疏松症的发生，达到抗衰老效果。

（二）病情观察
（1）观察月经改变情况，注意经量、周期、经期有无异常。

（2）观察面部潮红时间和程度。

（3）观察血压波动、心悸、胸闷及情绪变化。

（4）观察骨质疏松症的影响，如关节酸痛、行动不便等。

（5）观察情绪变化，如情绪不稳定、易怒、易激动、多言多语、记忆力降低。

（三）用药护理
指导应用性激素。

1.适应证

主要用于治疗雌激素缺乏所致的潮热多汗、精神症状、老年性阴道炎、尿路感染，预防存在高危因素的心血管疾病、骨质疏松症等。

2.药物选择及用法

在医生指导下使用，尽量选用天然性激素，剂量个体化，以最小有效量为佳。

3.禁忌证

原因不明的子宫出血、肝胆疾病、血栓性静脉炎及乳腺癌等。

4.注意事项

（1）雌激素剂量过大可引起乳房胀痛、白带多、头痛、水肿、色素沉着、体重增加等，可酌情减量或改用雌三醇。

（2）用药期间可能发生异常子宫出血，多为突破性出血，但应排除子宫内膜癌。

（3）较长时间的口服用药可能影响肝功能，应定期复查肝功能。

（4）单一雌激素长期应用，可使子宫内膜癌危险性增加，雌、孕激素联合用药能够降低风险。坚持体育锻炼，多参加社会活动；定期健康体检，积极防治围绝经期妇女常见病。

（四）心理护理

使患者及其家属了解围绝经期是必然的生理过程，介绍减轻压力的方法，改变患者的认知、情绪和行为，使其正确评价自己。

（五）健康指导

（1）向围绝经期妇女及其家属介绍绝经是一个生理过程，绝经发生的原因及绝经前、后身体将发生的变化，帮助患者消除因绝经变化产生的恐惧心理，并对将发生的变化做好心理准备。

（2）介绍绝经前、后减轻症状的方法，适当的摄取钙质和维生素 D；坚持锻炼如散步、骑自行车等。合理安排工作，注意劳逸结合。

（3）定期普查，更年期妇女最好半年至一年进行 1 次体格检查，包括妇科检查和防癌检查，有选择地做内分泌检查。

（4）绝经前行双侧卵巢切除术者，宜适时补充雌激素。

第六章

妇科肿瘤类并发症的护理

第一节　宫颈癌

宫颈癌（cervical cancer）是最常见的妇科恶性肿瘤，严重威胁妇女的生命及生活质量。原位癌高发年龄为 30～35 岁，浸润癌为 50～55 岁。近 40 年来由于宫颈细胞学筛查的普遍应用，使宫颈癌和癌前病变得以早期发现和治疗，使宫颈癌的发病率和死亡率明显下降。

一、病因

目前认为高危型人乳头瘤病毒（human papil oma virus，HPV）感染是宫颈癌的主要致病因素。另外，性活跃、初次性生活＜16 岁、早育、多产等与宫颈癌的发生密切相关；阴茎癌、前列腺癌或其性伴侣曾患宫颈癌的高危男子性接触的妇女也易患宫颈癌。此外，宫颈癌发病率还与经济状况、种族、环境地理因素等有关。

子宫颈癌的好发部位多位于宫颈外口的转化区，也称为移行带区，即宫颈鳞状上皮与柱状上皮交接部。宫颈转化区上皮化生过度活跃，容易在致癌因素作用下形成宫颈上皮内瘤变（cervical intraepithelial neoplasia，CIN）。宫颈上皮内瘤变是与宫颈浸润癌密切相关的一组癌前病变。宫颈上皮内瘤变形成后继续发展，突破上皮下基膜浸润间质，形成宫颈浸润癌。从宫颈癌前病变到宫颈浸润癌时间不等。

二、病理

（一）巨检

早期浸润癌，外观可正常或类似宫颈糜烂，随着病情发展，表现为 4 种形态。

1.外生型

最常见，一般来自宫颈外口，癌灶向外生长呈乳头状或菜花样。肿瘤体积较大，触之易出血，常累及阴道。

2.内生型

癌灶浸润宫颈深部组织，使宫颈增大成桶状，但宫颈表面光滑或仅有柱状上皮异位。常累及宫旁组织。

3.溃疡型

上述两种类型合并感染或病变进一步发展，癌组织坏死脱落，形成溃疡，特别是内生型，溃疡可很深，空洞形如火山口，有时整个宫颈及阴道穹隆部组织溃烂而完全消失。

4.颈管型

癌灶发生于宫颈管内，常侵入宫颈管及子宫峡部供血层及转移至盆腔淋巴结。

（二）镜检

按组织发生学划分，子宫颈癌主要有鳞癌及腺癌两大类，鳞癌占 80％～85％，腺癌仅占 15％～20％，少见的还有腺鳞癌、透明细胞癌等。鳞癌与腺癌或少见的腺鳞癌、透明细胞癌外观上均无明显差异，均可发生在宫颈阴道部或宫颈管内，通常腺癌发生在宫颈管内。根据癌细胞分化程度分为三级，即高、中、低分化鳞癌或腺癌。

三、转移途径

主要为直接蔓延及淋巴转移，以直接蔓延最常见。癌组织可直接侵犯宫颈旁及盆壁组织，向上累及宫体，向下累及阴道，向前向后可侵犯膀胱和直肠；肿瘤压迫输尿管造成泌尿道梗阻，输尿管和肾盂积水。淋巴转移首先到闭孔、髂内髂外淋巴结，然后到髂总、腹主动脉旁、腹股沟深浅淋巴结；晚期可到锁骨上淋巴结。血行转移极少见，晚期可转移到肺、肝、骨骼等。

四、临床分期

子宫颈癌的分期是临床分期，采用国际妇产科联盟（International Federation of Gynecology and Obstetrics，FI GO）2000年修订的标准分期，分期应在治疗前进行，治疗后分期不再更改。

五、临床表现

早期可无症状，仅在妇科普查发现。性接触出血及白带增多常为宫颈癌的最早症状。晚期明显症状为阴道流血、排液、疼痛、排便困难。

（一）阴道流血

当癌肿侵入间质内血管时开始出现流血。早期表现为性交后或双合诊检查后有少量出血，称为接触性出血。以后可有不规则出血，晚期出血量增多，肿瘤侵蚀较大血管或大块肿瘤坏死脱落时可致大出血。

（二）阴道排液

多发生在阴道流血之后，最初量不多，无味，随着癌组织破溃可产生浆液性分泌物；晚期癌组织坏死继发感染时，则出现大量脓性或米汤样恶臭白带。

（三）疼痛

此为晚期症状，表示宫颈癌已有周围脏器浸润。由于病变累及盆壁、闭孔神经、腰骶神经等，可出现严重持续性腰骶部或坐骨神经痛。当盆腔病变广泛时，可因静脉淋巴回流受阻，导致下肢肿痛，累及膀胱尿道时出现尿痛、排尿困难，累及直肠时出现排便困难、血便及下腹痛。

六、诊断

根据病史、临床表现，尤其有接触性出血者，应想到宫颈癌可能，结合妇科检查，并根据不同情况行细胞学或活组织检查以协助诊断。

（一）宫颈细胞学检查

液基细胞学检测（LCT）或液基薄层细胞学检测（TCT）用于宫颈癌筛查的主要方法，明显优于以往常用的巴氏涂片，能及时发现宫颈细胞学异常。伯塞斯达系统宫颈细胞学分类（TBS）分类中有上皮细胞异常时，应行阴道镜下宫颈活组织检查。

（二）阴道镜检查

TBS 报告为鳞状上皮内病变者应在阴道镜检查下观察宫颈表面病变情况，选择可疑部位做活检，提高诊断准确率。

（三）宫颈和宫颈管组织活检

是确诊宫颈癌前病变及癌的最可靠方法。直接肉眼活检有一定盲目性，在阴道镜指导下活检可提高确诊率。但也不能发现宫颈管内病灶，因此应对细胞学阳性而活检阴性的患者行宫颈管搔刮术，刮出物送病检。

（四）宫颈锥切术

宫颈细胞学检查多次阳性而宫颈活检阴性，或活检为原位癌需排除早期浸润癌者，均应作宫颈锥切送病理组织学检查。宫颈锥切可采用冷刀锥切或宫颈环形电圈切除术（LEEP），宫颈组织应作连续病理切片（24～36 张）检查。

七、治疗原则

应根据临床分期、患者年龄全身情况、医院设备及医护技术水平等综合分析后确定治疗方案。常用治疗方法有手术、放疗、化疗，多采用综合治疗。一般认为，子宫颈癌在发生浸润前几乎可以全部治愈，因此在全面评估基础上，争取早期发现，早期诊断、早期治疗是提高患者 5 年存活率的关键。

（一）手术治疗

适用于Ⅱa期以前的患者。Ⅰa1期选用全子宫切除术，对要求保留生育功能的年轻患者可行宫颈锥形切除术（即完整的移行带切除）。Ⅰa2期选用改良根治性子宫切除术及盆腔淋巴结清扫术。Ⅰb～Ⅱa期，采用根治性子宫切除术及盆腔淋巴结清扫术。有生育要求的Ⅰa2或Ⅰb1期病变直径<2cm，可行根治性宫颈切除术加盆腔淋巴结清扫术。由于宫颈癌转移到卵巢的机会较少，年轻患者如卵巢无病变可保留。

（二）放射治疗

适用于各期宫颈癌。目前的放疗主张以腔内照射为主，体外照射为辅。中晚期患者以放疗为主，有的肿瘤体巨大的Ⅰb～Ⅱa期患者先行放疗使其瘤体缩小，再行手术。或手术后证实淋巴结或宫旁组织有转移者，放疗作为术后的补充治疗。放疗的优点是疗效高，危险少，缺点是对放疗不敏感的疗效差，并能引起放射性直肠炎、膀胱炎等并发症。

（三）化学治疗

1 新辅助化疗

是指对宫颈癌患者先行数个疗程化疗后再行手术或放疗，以期提高疗效。NAC的目的是减少肿瘤体积，使手术易于施行，并控制亚临床转移，适宜于Ⅰb_2、Ⅱa期（巨块型）、Ⅱb期较年轻的患者。

2.同步放化疗

又称同期放化疗，即盆腔外照射加腔内近距离照射，同时应用以铂类为基础的化疗。

八、护理问题

（1）恐惧（fear）。

（2）阴道流血。

（3）疼痛（pain）。

（4）知识缺乏（knowledge deficit）。

（5）有感染的危险（risk for infection）。

相关因素：因自我健康知识缺乏、慢性宫颈炎症及宫颈癌前病变未及时正确阻断、性生活紊乱，导致 HPV 感染致病。

主要表现：患者早期接触性出血、白带增多，晚期出现恶臭阴道排液、不规则阴道流血、疼痛。

护理措施：根据相关护理问题、主要表现等进行护理评估，制订相应的护理措施。

（一）病史

重视高危因素及高危人群，在询问病史中应注意婚育史、性生活史，特别是与高危男性有性接触的病史。注意未治疗的慢性宫颈炎，注意有无异常症状，如白带增多、接触性出血或不规则阴道流血。详细了解既往妇科检查发现、宫颈细胞学检查结果及处理经过。

（二）身心状况

早期患者一般无自觉症状，多由普查中发现异常的子宫颈细胞学检查报告。随病程进展出现典型的临床表现。表现为点滴样出血或因性交、妇科检查引起接触性出血，出血多时或出血时间延长可致贫血。恶臭的阴道排液使患者难以忍受，当肿瘤穿透邻近器官黏膜时可以形成瘘管，便血或大小便困难。晚期还可出现消瘦、疼痛等状况。

早期宫颈癌患者在普查中被发现时会感到震惊，常表现为发呆或出现一些令人费解的自发性行为。几乎所有的患者都会产生恐惧感，会害怕手术疼痛和死亡，久治不愈，失去性功能被丈夫遗弃等。当确定诊断后与其他恶性肿瘤患者一样会经历分别称之为否认、愤怒、妥协、忧郁、接受的心理反应阶段。家属亲友得知后会感到恐惧、焦虑，四处奔波，寻求治愈的好方法。

（三）诊断检查

1.宫颈细胞学检查

宫颈细胞学检查是发现宫颈癌前病变及早期宫颈癌的主要方法。应在宫颈转化区取材，但有一定的漏诊率及误诊率。过去国内采用巴氏 5 级分类法：Ⅰ级正常，Ⅱ级炎症，Ⅲ级可疑癌，Ⅳ级高度可疑癌，Ⅴ级癌，约有 40％～50％ 的假阴性率。目前国外普遍采用 TBS（the Bethesda System）分类系统及液基薄层细胞涂片法，提高了诊断率及涂片质量。

2.阴道镜检查

宫颈刮片细胞学检查巴氏Ⅲ级及 TBS 分类为鳞状上皮内瘤变，均应作阴道镜检查。阴道镜将宫颈阴道部黏膜放大 10～40 倍，借以观察肉眼看不到的宫颈表面层较微小的病变，因此阴道镜可用于发现子宫颈部与癌有关的异型上皮、异型血管及早期癌变的所在，以便准确地选择可疑部位作活检，对子宫颈癌及癌前病变的早期发现、早期诊断很有价值。

3.宫颈和宫颈管活检

宫颈和宫颈管活检是确诊宫颈癌前病变及癌的最可靠方法。对细胞学检查有异常者，在阴道镜指导下活检可提高确诊率。应对细胞学涂片阳性而活检阴性的患者行宫颈管搔刮术。

4.宫颈锥切术

适用于宫颈细胞学检查多次阳性而宫颈活检阴性者，或宫颈活检为原位癌需确诊者。可采用冷刀切除、环形电圈切除（LEEP），切除组织应连续病理切片检查发现病变。

九、潜在并发症

（1）癌性大出血。

（2）伤口感染。

（3）尿潴留（urinary retention）。

（4）卵巢早衰。

十、护理措施

（一）健康教育和心理护理

宫颈癌患者在经受躯体上的痛苦之外，还经受着巨大的精神创伤，应加强与患者及家属的沟通，注重将健康教育和心理护理相结合。评估患者目前的身心状况及接受诊治方案的反应，利用挂图、电视电脑、实物、宣传资料等向患者介绍有关宫颈癌的医学常识；介绍各种诊治过程可能出现的不适及有效的应对措施，介绍宫颈癌的预后，使患者能以积极态度接受诊治过程。使之采取乐观的态度配合治疗，为患者提供舒适的环境，鼓励患者提问交流，耐心解释，解除其疑虑，缓解焦虑不安情绪，以最大限度地减少治疗对患者及其家属心理的影响，使患者能乐观开朗地面对疾病，增强治疗信心，提高生活质量。

（二）营养护理

鼓励患者摄入足够的营养，评估患者对摄入足够营养的认知水平、目前的营养状况及患者摄入营养物的习惯。注意纠正患者不良饮食习惯，兼顾患者的嗜好，进食高蛋白、易消化食物，尽量减少酸辣刺激性食物，少吃多餐以满足其需要，维持体重不继续下降。术前的营养会直接影响术后康复。特别是严重体弱的患者应指导摄取高蛋白、高能量、高维生素、低脂肪、足量碳水化合物的低渣饮食。必要时静脉输入清蛋白、脂肪乳、氨基酸等。贫血者可输新鲜血液，并及时和患者共同协商调整饮食结构，安排合理的食谱，以保证机体处于术前最佳的营养状态。

（三）术前护理

1.肠道准备

理想的肠道准备有利于手术野的暴露及手术的顺利进行，同时也可避免手术中可能因肠道损伤而污染手术创面。故肠道准备要认真彻底，术前3天少吃多渣饮食，术前2天宜半流质饮食，术前1天全流质饮食，口服泻药及肠道消毒剂。术前10小时禁食水，术前晚和术晨清洁灌肠各一次，保证肠道清洁。

2.阴道准备

子宫颈癌的患者，阴道流液、出血，宫颈组织较脆。术前3天应每日用0.05％聚维酮碘行阴道擦洗2次/天，并阴道上药甲硝唑片，两片每日两次。擦洗时动作应轻柔，以免损伤子宫颈病灶组织引起大出血。出血较多者可阴道堵塞无菌纱布，以压迫止血，

24 小时后取出并观察。术晨行 0.05％聚维酮碘再次擦洗阴道。阴道堵塞无菌长纱条，纱条尾端暴露于阴道外，防止术中阴道分泌物污染手术野并有利于暴露术野及手术操作。

3.其他准备

术前一天腹部外阴备皮，手术当天导尿需置尿管。

（四）术后护理

1.协助术后康复

宫颈癌根治术涉及范围广，患者术后反应也较一般腹部手术大。为此，更要求每个护理人员精心护理，连续 24 小时心电监护，每半小时至 1 小时观察记录一次生命体征、血氧饱和度，注意输液速度、出入量。

2.加强尿管及引流管的护理

因宫颈癌根治术手术致盆腔创面大，渗液多，术后一般在盆腔腹膜后持续负压引流。应准确记录尿量及盆腔引流液的颜色、性质及量，保证通畅防止扭曲阻塞。留尿管期间每日用 0.05％聚维酮碘消毒液擦洗尿道口及外阴 2 次，保持清洁无血渍。通常按医嘱于术后 48～72 小时取出引流管，术后 7～14 天拔除尿管。由于盆腔手术范围大，支配膀胱及输尿管下段的血管神经容易受损而发生尿潴留，故拔除尿管前 3 天开始夹管，定时开放尿管以训练膀胱功能，使恢复正常排尿功能。拔除尿管后嘱患者多饮水，每 1～2 小时排尿一次，如未自解小便应及时处理。必要时重新留置尿管，拔管后一般 12 小时内测残余尿，残余尿少于 100mL 为正常，如超过 100mL 则需继续留置尿管。并可口服溴吡斯的明、膀胱区微波理疗、针灸、多饮水等对症治疗，3 天后再拔管测残余尿。

3.手术切口观察

注意手术切口有无渗出，渗出液量及颜色，变换体位时防止尿管及阴道引流管脱落，并观察术后出血情况，一旦发生需手术止血治疗。因妇女腹部脂肪较厚，加之手术时间长，创面大，反复牵拉易致脂肪液化。术后第 2 天开始腹部切口换药，并红外线照射切口，每日一次，每次 20 分钟，以促进切口愈合。

4.化疗时护理

化疗患者大多有不同程度的胃肠道反应，应根据患者反应的差别，采取相应的护理措施，如：首先做好患者的心理护理，消除紧张情绪。鼓励患者少食多餐，进食高营养富含维生素清淡易消化食物。轻度胃肠道反应，给予一般的止吐药物如甲氧氯普胺 10mg 肌内注射。中重度胃肠道反应，如化疗前静推昂丹司琼 8mg。

（五）出院指导

护士要鼓励患者及家属积极参与出院康复计划的制订过程，以保证计划的可行性。对出院患者认真随访。治疗最初 3 个月每月一次，之后 9 个月每 3 个月一次。一年后每半年一次，第 3 年开始每年一次。有症状时随诊。护士注意帮助患者调整自我，重新评价自我能力，根据患者具体状况提供有关术后生活方式指导。性生活的恢复需依术后复查结果而定，护士应认真听取患者对性问题的看法和疑虑，提供针对性指导。年轻患者伴有绝经症状者可用雌激素替代治疗，以保持阴道弹性，稳定情绪，提高生活质量。为了提高生活质量，术后半年可在检查无复发征象后使用激素替代疗法及过性生活。必要时行放、化疗提高存活率。

（六）预防保健

大力宣传与宫颈癌发病有关的高危因素，积极治疗宫颈炎，及时诊治宫颈上皮内瘤变，以阻断宫颈癌的发生。已婚妇女定期行宫颈细胞学检查，有接触性出血或不规则阴道流血者及时就医，警惕宫颈癌的可能。

第二节　子宫内膜癌

子宫内膜癌发生于子宫体的内膜层，又称子宫体癌。绝大多数为腺癌,故亦称子宫内膜腺癌。多见于老年妇女,是女性生殖器三大恶性肿瘤之一,仅次于子宫颈癌,居第 2 位,近年来我国该病的发病率有上升趋势。腺癌是一种生长缓慢,发生转移也较晚的恶性肿瘤。但是,一旦蔓延至子宫颈,侵犯子宫肌层或子宫外,其预后极差。

一、病因

确切病因尚不清楚,可能与下列因素相关。

1.体质因素

易发生于肥胖、高血压、糖尿病、绝经延迟、未孕或不育的妇女。这些因素是子宫内膜癌的高危因素。

2.长期持续的雌激素刺激

在长期持续雌激素刺激而又无孕激素拮抗的情况下,可发生子宫内膜增生症(单纯型或复杂型,伴有或不伴不典型增生),子宫内膜癌发病的危险性增高。临床常见于无排卵性疾病、卵巢女性化肿瘤等。

3.遗传因素

约 20% 的癌患者有家族史。

二、病理

(一)巨检

病变多发生于子宫底部内膜,尤其是两侧宫角。根据病变形态及范围分为两种类型。

1.局限型

肿瘤局限于部分子宫内膜,常发生在宫底部或宫角部,呈息肉状或菜花状,表面有溃疡,容易出血,易侵犯肌层。

2.弥漫型

癌肿累及大部分或全部子宫内膜,呈菜花状,可充满宫腔或脱出子宫颈口外。癌组织表面灰白色或淡黄色。质脆,易出血、坏死或有溃疡形成,侵入肌层少。晚期癌灶可侵入深肌层或宫颈,若阻塞宫颈管引起宫腔积脓。

（二）镜检

1.内膜样腺癌

最常见，约占子宫内膜癌的 $80\%\sim90\%$，腺体异常增生，癌细胞大而不规则，核大深染。分裂活跃。

2.腺癌伴鳞状上皮分化

腺癌中含成团的分化良好的良性鳞状上皮称为腺角化癌，恶性为鳞腺癌，介于两者之间为腺癌伴鳞状上皮不典型增生。

3.浆液性腺癌

占有 10%。复杂乳头样结构、裂隙样腺体、明显的细胞复层、芽状结构形成和核异型。恶性程度很高，常见于年老的晚期患者。

4.透明细胞癌

肿瘤呈管状结构，镜下见多量大小不等、背靠背排列的小管，内衬透明的鞋钉状细胞。

三、转移途径

多数生长缓慢：局限于内膜或宫腔内时间较长，也有极少数发展较快，短期内出现转移。

（一）直接蔓延

癌灶沿子宫内膜向上蔓延生长，经子宫角达输卵管，向下蔓延累及宫颈、阴道；向肌层浸润，可穿透浆膜而延及输卵管、卵巢，并广泛种植于盆腔腹膜、子宫直肠陷凹及大网膜。

（二）淋巴转移

为内膜癌的主要转移途径。其转移途径与肿瘤生长的部位有关。宫底部的癌灶可沿阔韧带上部的淋巴管网转移到卵巢，再向上到腹主动脉旁淋巴结。子宫角及前壁的病灶可经圆韧带转移到腹股沟淋巴结。子宫后壁的病灶可沿骶韧带至直肠淋巴结。子宫下段及宫颈管的病灶与宫颈癌的淋巴转移途径相同。

（三）血行转移

少见，出现较晚，主要转移到肺、肝、骨等处。

四、临床分期

现广泛采用国际妇产科联盟（FIGO，2000）规定的手术病理分期（表 6-1）。

表 6-1　子宫内膜癌临床分期（FIGO，2000）

期别	肿瘤累及范围
0 期	原位癌（浸润前癌）
Ⅰ期	癌局限于宫体
Ⅰa	癌局限于子宫内膜
Ⅰb	癌侵犯肌层≤1/2
Ⅰc	癌侵犯肌层>1/2
Ⅱ期	癌累及宫颈，无子宫外病变
Ⅱa	仅宫颈黏膜腺体受累
Ⅱb	宫颈间质受累
Ⅲ期	癌扩散于子宫外的盆腔内，但未累及膀胱、直肠
Ⅲa	癌累及浆膜和（或）附件和（或）腹腔细胞学检查阳性
Ⅲb	阴道转移
Ⅲc	盆腔淋巴结和（或）腹主动脉淋巴结转移
Ⅳ期	癌累及膀胱及直肠（黏膜明显受累），或有盆腔外远处转移
Ⅳa	癌累及膀胱和（或）直肠黏膜
Ⅳb	远处转移，包括腹腔内转移和（或）腹股沟淋巴结转移

五、临床表现

（一）症状

极早期的患者无明显症状，随着病程进展后出现下列症状：

1.阴道流血

不规则阴道流血为最常见的症状，量一般不多。绝经后患者主要表现为间歇性或持续性出血，量不多；未绝经者则表现为月经紊乱：经量增多，经期延长，或经间期出血。

2.阴道排液

少数患者述阴道排液增多，为癌肿渗出液或感染坏死所致。早期多为浆液性或浆液血性白带，晚期合并感染则为脓性或脓血性，有恶臭。

3.疼痛

通常不引起疼痛。晚期癌肿侵犯盆腔或压迫神经，可引起下腹部及腰骶部疼痛，并向下肢放射。若癌肿累及宫颈，堵塞宫颈管致使宫腔积脓时，可出现下腹胀痛或痉挛样疼痛。

4.全身症状

晚期可出现贫血、消瘦、乏力、发热、恶病质、全身衰竭等症状。

（二）体征

早期妇科检查无明显异常。随着病情发展，可有子宫增大、质地变软。有时可见癌组织自宫颈口脱出，质脆，易出血。若并发宫腔积脓，子宫明显增大、有压痛。若周围有浸润，子宫常固定，宫旁、盆腔内可触及不规则结节状物。

六、治疗原则

主要治疗方法为手术、放疗及药物治疗。早期以手术为主，晚期则采用放射、药物等综合治疗。

七、护理评估

（一）健康史

了解患者一般情况，评估高危因素，如老年、肥胖、高血压、糖尿病、不孕不育、绝经期推迟及用雌激素替代治疗等，了解有无家族肿瘤史；了解患者疾病诊疗过程及用药情况。

（二）身体状况

1.症状

评估阴道流血、排液、疼痛及有无肿瘤转移的临床表现。

2.体征

了解妇科检查的结果，如有子宫增大、变软，是否可以触及转移性结节或肿块，有无明显触痛等情况。

（三）心理社会状况

子宫内膜癌多发生于绝经后妇女，因子女工作忙，疏于对患者的关心，使患者在精神上有较强的失落感；或因未婚、婚后不孕等易产生孤独感；加上恶性肿瘤的发生，更增加了患者的恐惧心理。

（四）辅助检查

根据病史、临床表现及辅助检查作出诊断。

1.分段诊刮

确诊子宫内膜癌最可靠的方法。先刮宫颈管，再刮宫腔，刮出物分瓶标记送病理检查。刮宫时操作要轻柔，特别是刮出豆渣样组织时，应立即停止操作，以免子宫穿孔或癌肿扩散。

2.B超

子宫增大，宫腔内可见实质不均的回声区，形态不规则，宫腔线消失。若肌层中有不规则回声紊乱区，则提示肌层有浸润。

3.宫腔镜检查

可直接观察病变大小、形态，并取活组织病理检查。

4.细胞学检查

用宫腔吸管或宫腔刷取宫腔分泌物找癌细胞，阳性率可达90%。

5.其他

CT、MRI、淋巴造影检查及血清 CA125 检查等。

八、护理诊断

1.焦虑

焦虑与住院及手术有关。

2.知识缺乏

缺乏了宫内膜癌相关的治疗、护理知识。

九、护理目标

（1）患者获得有关子宫内膜癌的治疗、护理知识。

（2）患者焦虑减轻，主动参与诊治过程。

十、护理措施

（一）心理护理

帮助患者熟悉医院环境，为患者提供安静、舒适的休息环境。告知患者子宫内膜癌的病程发展慢，是女性生殖系统恶性肿瘤预后较好的一种，以缓解或消除心理压力，增强治病的信心。

（二）生活护理

（1）卧床休息，注意保暖。鼓励患者进食高蛋白、高热量、高维生素、易消化饮食。进食不足或营养状况极差者，遵医嘱静脉补充营养。

（2）严密观察生命体征、腹痛、手术切口、血象变化；保持会阴清洁，每天用0.1％苯扎溴铵溶液会阴冲洗，正确使用消毒会阴垫，发现感染征象及时报告医生，并遵医嘱及时使用抗生素和其他药物。

（三）治疗配合

对于采用不同治疗方法的患者，实施相应的护理措施。手术患者注意术后病情观察，记录阴道残端出血的情况，指导患者适度地活动。孕激素治疗过程中注意药物的不良反应，指导患者坚持用药。化疗患者要注意骨髓抑制现象，做好支持护理。

（四）健康教育

1.普及防癌知识

大力宣传定期防癌普查的重要性，定期进行防癌检查；正确掌握使用雌激素的指征；绝经过渡期妇女月经紊乱或不规则流血者，应先除外子宫内膜癌；绝经后妇女出现阴道流血者警惕子宫内膜癌的可能；注意高危因素，重视高危患者。

2.定期随访

手术、放疗、化疗患者应定期随访。随访时间：术后 2 年内，每3～6 个月 1 次；术后 3～5 年内，每6～12个月 1 次。随访中注意有无复发病灶，并根据患者康复情况调整随访时间。随访内容：盆腔检查、阴道脱落细胞学检查、胸片（6 个月至 1 年）。

十一、结果评价

（1）患者能叙述子宫内膜癌治疗和护理的有关知识。

（2）患者睡眠良好，焦虑缓解。

第三节 子宫肌瘤

子宫平滑肌瘤，简称子宫肌瘤，是女性生殖器官中最常见的一种良性肿瘤。主要由子宫平滑肌组织增生而成，其间还有少量的纤维结缔组织。多见于 30～50 岁女性。由于肌瘤生长速度慢，对机体影响不大。所以，子宫肌瘤的临床报道发病率远比真实的要低。

一、病因

确切病因仍不清楚。

好发于生育年龄女性，而且绝经后肌瘤停止生长，甚至萎缩、消失，发生子宫肌瘤的女性常伴发子宫内膜的增生。所以，绝大多数的人认为子宫肌瘤的发生与女性激素有关，特别是雌激素。雌激素可以使子宫内膜增生，使子宫肌纤维增生肥大，肌层变厚，子宫增大，而且肌瘤组织经过检验，其中雌激素受体和雌二醇的含量比正常子宫肌组织高。所以，目前认为子宫肌瘤与长期和大量的雌激素刺激有关。

二、病理

(一) 巨检

肌瘤为实质性球形结节,表面光滑,与周围肌组织有明显界限。外无包膜,但是肌瘤周围的肌层受压可形成假包膜。肌瘤切开后,切面呈漩涡状结构,颜色和质地与肌瘤成分有关,若含平滑肌较多,则肌瘤质地较软,颜色略红;若纤维结缔组织多,则质地较硬、颜色发白。

(二) 镜检

肌瘤由皱纹状排列的平滑肌纤维相互交叉组成,切面呈漩涡状,其间掺有不等量的纤维结缔组织。细胞大小均匀,呈卵圆形或杆状,核染色质较深。

三、分类

(一) 按肌瘤生长部位分类

子宫体肌瘤 (90%) 与子宫颈肌瘤 (10%)。

(二) 按肌瘤生长方向与子宫肌壁的关系分类

1.肌壁间肌瘤

最多见,约占总数的 60%～70%。肌瘤全部位于肌层内,四周均被肌层包围。

2.浆膜下肌瘤

约占总数的 20%。肌瘤向子宫浆膜面生长,突起于子宫表面,外面仅有一层浆膜包裹。这种肌瘤还可以继续向浆膜面生长,仅留一细蒂与子宫相连,成为带蒂的浆膜下肌瘤,活动度大。蒂内有供应肌瘤生长的血管,若因供血不足,肌瘤易变性、坏死;若发生蒂扭转,可出现急腹痛。若因扭转而造成断裂,肌瘤脱落至腹腔或盆腔,可形成游离性肌瘤。有些浆膜下肌瘤生长在宫体侧壁,突入阔韧带,形成阔韧带肌瘤。

3.黏膜下肌瘤

约占总数的 10%～15%。肌瘤向宫腔内生长,并突出于宫腔,仅由黏膜层覆盖，称黏膜下肌瘤。黏膜下肌瘤使宫腔变形、增大，易形成蒂。在宫腔内就好像长了异物一样，可刺激子宫收缩，在宫缩的作用下，黏膜下肌瘤可被挤压出宫颈口外，或堵于宫颈口处，或脱垂于阴道。

各种类型的肌瘤可发生在同一子宫，称为多发性子宫肌瘤（图 6-1）。

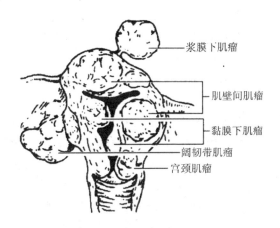

浆膜下肌瘤

肌壁间肌瘤

黏膜下肌瘤

阔韧带肌瘤

宫颈肌瘤

图 6-1　各型子宫肌瘤示意图

四、临床表现

（一）症状

多数患者无明显症状，只是偶尔在进行盆腔检查时发现。肌瘤临床表现的出现与肌瘤的部位、生长速度及是否发生变性有关。而与其数量及大小关系不大。

1.月经改变

最常见的症状。主要表现为月经周期缩短，经期延长，经量过多，不规则阴道出血。其中以黏膜下肌瘤最常见。其次是肌壁间肌瘤。浆膜下肌瘤及小的肌壁间肌瘤对月经影响不明显。若肌瘤发生坏死、溃疡、感染，则可出现持续或不规则阴道流血或脓血性白带。

2.腹部包块

常为患者就诊的主诉。当肌瘤增大超过妊娠 3 个月子宫大小时，可在下腹部扪及肿块，质硬，无压痛，清晨膀胱充盈将子宫推向上方时更加清楚。

3.白带增多

子宫肌瘤使宫腔面积增大，内膜腺体分泌增多，加之盆腔充血，所以患者白带增多。若为黏膜下肌瘤脱垂于阴道，则表面易感染、坏死，产生大量脓血性排液及腐肉样组织排出，伴臭味。

4.腰酸、腹痛、下腹坠胀

常为腰酸或下腹坠胀，经期加重。通常无腹痛，只是在发生一些意外情况时才会出现：如浆膜下肌瘤蒂扭转时，可出现急性腹痛；妊娠期肌瘤发生红色变性时，可出现腹痛剧烈伴发热、恶心，黏膜下肌瘤被挤出宫腔时，可因宫缩引起痉挛性疼痛。

5.压迫症状

大的子宫肌瘤使子宫体积增大，可对周围的组织器官产生一定的压迫症状。如前壁肌瘤压迫膀胱可出现尿频、尿急；宫颈肌瘤可引起排尿困难、尿潴留，后壁肌瘤可压迫直肠引起便秘、里急后重；较大的阔韧带肌瘤压迫输尿管可致肾盂积水。

6.不孕或流产

肌瘤压迫输卵管使其扭曲管腔不通，或使宫腔变形，影响受精或受精卵着床，导致不孕、流产。

7.继发性贫血

长期月经过多、不规则出血，部分患者可出现继发性贫血，严重时全身乏力、面色苍白、气短、心悸。

（二）体征

肌瘤较大时，可在腹部触及质硬。表面不规则，结节状物质。妇科检查时，肌壁间肌瘤子宫增大，表面不规则，有单个或多个结节状突起。浆膜下肌瘤外面仅包裹一层浆膜，所以质地坚硬，呈球形块状物，与子宫有细蒂相连，可活动；黏膜下肌瘤突出于宫腔，像孕卵一样，所以整个子宫均匀增大，有时宫口扩张，肌瘤位于宫口内或脱出于阴道，呈红色、实质、表面光滑，若感染则表面有渗出液覆盖或溃疡形成，排液有臭味。

五、治疗原则

根据患者的年龄、症状、有无生育要求及肌瘤的大小等情况综合考虑。

（一）随访观察

若肌瘤小（子宫<孕2月）：且无症状，通常不需治疗，尤其近绝经年龄患者，雌激素水平低落，肌瘤可自然萎缩或消失，每3~6个月随访1次；随访期间若发现肌瘤增大或症状明显时，再考虑进一步治疗。

（二）药物治疗（保守治疗）

肌瘤在2个月妊娠子宫大小以内，症状不明显或较轻，近绝经年龄及全身情况不能手术者，均可给予药物对症治疗。

1.雄性激素

常用药物有丙酸睾酮。可对抗雌激素，使子宫内膜萎缩，直接作用于平滑肌，使其收缩而减少出血，并使近绝经期的患者提早绝经。

2.促性腺激素释放激素类似物（GnRH-a）

常用药物有亮丙瑞林或戈舍瑞林。可抑制垂体及卵巢的功能，降低雌激素水平，使肌瘤缩小或消失。适用于肌瘤较小、经量增多或周期缩短、围绝经期患者。不宜长期使用，以免因雌激素缺乏导致骨质疏松。

3.其他药物

常用药物有米非司酮。作为术前用药或提前绝经使用。但不宜长期使，以防其拮抗糖皮质激素的不良反应。

（三）手术治疗

为子宫肌瘤的主要治疗方法。若肌瘤≥2.5个月妊娠子宫大小或症状明显出现贫血者，应手术治疗。

1.肌瘤切除术

适用于年轻要求保留生育功能的患者，可经腹或腹腔镜切除肌瘤，突出宫内或脱出于阴道内的带蒂的黏膜下肌瘤也可经阴道或经宫腔镜下摘除。

2.子宫切除术

肌瘤较大，多发，症状明显，年龄较大，无生育要求或已有恶变者可行子宫全切。50 岁以下，卵巢外观正常者，可保留卵巢。

六、护理评估

（一）健康史

了解患者一般情况，评估月经史、婚育史，是否有不孕、流产史；询问有无长期使用雌激素类药物。如果接受过治疗，还应了解治疗的方法及所用药物的名称、剂量、用法及用药后的反应等。

（二）身体状况

1.症状

了解有无月经异常、腹部肿块、白带增多或贫血、腹痛等临床表现，了解出现症状的时间及具体表现。

2.体征

了解妇科检查结果，子宫是否均匀或不规则增大、变硬，阴道有无子宫肌瘤脱出等情况。了解 B 超检查所示结果中肌瘤的大小、个数及部位等。

（三）心理社会状况

患者及家属对子宫肌瘤缺乏认识，担心肿瘤为恶性，对治疗方案的选择犹豫不决，对需要手术治疗而焦虑不安，担心手术切除子宫可能会影响其女性特征，影响夫妻生活。

七、护理诊断

营养失调：低于机体需要量：与月经改变、长期出血导致贫血有关。

知识缺乏：缺乏子宫肌瘤疾病发生、发展、治疗及护理知识。

焦虑：与月经异常，影响正常生活有关。

自我形象紊乱：与手术切除子宫有关。

八、护理目标

（1）患者获得子宫肌瘤及其健康保健知识。

（2）患者贫血得到纠正，营养状况改善。

（3）患者出院时，不适症状缓解。

九、护理措施

（一）心理护理

评估患者对疾病的认知程度，尊重患者，耐心解答患者提出的问题，告知患者和家属子宫肌瘤是妇科最常见的良性肿瘤，手术或药物治疗都不会影响今后日常生活和工作，让患者消除顾虑，纠正错误认识，配合治疗。

（二）缓解症状

对出血多需住院的患者，护士应严密观察并记录其生命体征变化情况，协助医生完成血常规及凝血功能检查、备血、核对血型、交叉配血等。注意收集会阴垫，评估出血量。按医嘱给予止血药和子宫收缩剂，必要时输血、补液、抗感染或刮宫止血。巨大子宫肌瘤者常出现局部压迫症状，如排尿不畅者应予以导尿；便秘者可用缓泻剂缓解不适症状。带蒂的浆膜下肌瘤发生扭转或肌瘤红色变性时应评估腹痛的程度、部位、性质，有无恶心、呕吐、体温升高征象。需剖腹探查时，护士应迅速做好急诊手术前准备和术中术后护理。保持患者的外阴清洁干燥，如黏膜下肌瘤脱出宫颈口者，应保持其局部清洁，预防感染，为经阴道摘取肌瘤者做好术前准备。

（三）手术护理

经腹或腹腔镜下行肌瘤切除或子宫切除术的患者按腹部手术患者的一般护理，并要特别注意观察术后阴道流血情况。经阴道黏膜下肌瘤摘除术常在蒂部留置止血钳 24～48 小时，取出止血钳后需继续观察阴道流血情况，按阴道手术患者进行护理。

（四）健康教育

1.保守治疗的患者

需定期随访，护士要告知患者随访的目的、意义和随访时间。应 3～6 个月定期复查，期间监测肌瘤生长状况、了解患者症状的变化，如有异常及时和医生联系，修正治疗方案。对应用激素治疗的患者，护士要向患者讲解用药的相关知识，使患者了解药物的治疗作用、使用剂量、服用时间、方法、不良反应及应对措施，避免擅自停药和服药过量引起撤退性出血和男性化。

2.手术后的患者

出院后 1 个月门诊复查，了解患者术后康复情况，并给予术后性生活、自我保健、日常工作恢复等健康指导。任何时候出现不适或异常症状，需及时随诊。

十、结果评价

（1）患者能叙述子宫肌瘤保守治疗的注意事项或术后自我护理措施。

（2）患者面色红润，无疲倦感。

（3）患者出院时，能列举康复期随访时间及注意问题。

第四节　卵巢肿瘤

卵巢肿瘤是女性生殖器常见的肿瘤之一。卵巢恶性肿瘤是威胁妇女生命和健康的三大恶性肿瘤之一。其发病率居第三位，死亡率居第一位。卵巢是人体内最小的器官，却是肿瘤的好发部位，种类繁多，年龄不限，由于缺乏有效的诊断方法，加之卵巢深居盆腔内无法直视，而且早期无症状，很难早期诊断，一旦发现为恶性肿瘤多为晚期，晚期疗效不佳，5年存活率一直徘徊在20％～30％，已成为严重威胁妇女生命的肿瘤。

卵巢是女性体内最小的器官，也是肿瘤的好发部位，组织形态复杂，种类最多。

一、常见的卵巢肿瘤及病理临床特点

（一）卵巢上皮性肿瘤

是卵巢肿瘤中最常见的一种，约占所有原发性卵巢肿瘤的2/3，一般根据细胞增生程度、核异型性、生长速度、转移情况等分为良性、恶性及交界性。任何年龄均可发生。

1.浆液性囊腺瘤

是良性肿瘤，约占卵巢良性肿瘤的25％。多为单侧，圆形，壁薄，大小不等，表面光滑，囊内充满淡黄透明液体，有的囊壁光滑，单房，有的内有乳头状物突出，多房，偶尔向囊壁外生长，镜下见囊壁为纤维结缔组织，内衬单房立方形或柱状上皮，间质见砂粒体。临床上无不适，肿瘤较大时可有压迫症状。多为普查时无意中发现。

2.浆液性囊腺癌

是最常见的卵巢恶性肿瘤。多为双侧，大小不一，囊实性，壁薄容易穿破，表面有乳头生长，囊液混浊，可有囊内出血。镜下见囊壁上皮显著增生，复层排列，癌细胞高立方形或柱状细胞，明显异型，并向间质浸润。肿瘤生长速度快，广泛种植，产生大量腹水，早期无症状，中晚期表现为腹胀、腹痛，化疗效果较好，但5年存活率低，约在25％。

3.黏液性囊腺瘤

是人体中生长最大的肿瘤，约占卵巢良性肿瘤的20％，多为单侧多房，壁厚，表面光滑，灰白色，囊液呈胶冻藕粉样。瘤壁破裂，黏液性上皮种植在腹膜上继续生长，并分泌黏液，形成腹膜黏液瘤。镜下见囊壁为纤维结缔组织，内衬单层高柱状上皮，产生黏液。肿瘤软、小，临床无症状，妇查或B超发现，肿瘤体积增大时可表现压迫症状，严重者呼吸困难，行动不便，破裂或扭转时腹痛。

4.黏液性囊腺癌

为恶性肿瘤，约占 10%，多为单侧，也可双侧。瘤体一般较大，囊壁可见乳头或实质区囊液黏液状，可混合有血。镜下见腺体密集，间质较少，癌腺上皮多层，细胞明显异型并有间质浸润。临床上可有腹胀不适，晚期有压迫症状及腹水，预后较差，5 年存活率 40% 左右，对化疗较敏感。

5.交界性上皮性卵巢肿瘤

肿瘤上皮细胞增生，细胞增生活跃，并有核异型，表现为上皮细胞层次增加，但无间质浸润。是一种低度恶性肿瘤，生长速度慢，转移率低，复发较迟，愈合较好，但对化疗不敏感。

(二) 卵巢性索间质肿瘤

1.卵巢颗粒细胞瘤

是低度恶性肿瘤，是最常见的分泌雌激素的功能性肿瘤，故有女性化作用，青春期前可出现假性性早熟，生育年龄引起月经紊乱，绝经后妇女则有绝经后阴道流血，子宫内膜增生过长，甚至合并子宫内膜癌或乳腺疾病。肿瘤表面光滑，多为单侧，大小不一，镜下见瘤细胞呈小多边形，偶呈圆形或圆柱形，胞质嗜酸性或中性，细胞膜界限不清，核圆，核膜清楚。临床上有晚期复发特点，预后良好，5 年存活率达 70%～80%。

2.卵泡膜细胞瘤

是良性功能性肿瘤，多为单侧，实质性，质硬，表面光滑，中等大小，可合并腹水。临床上有女性化激素作用的表现。也可与颗粒细胞瘤同时存在。镜下见瘤细胞短梭形，胞质富含脂质，细胞交错排列呈旋涡状。

3.纤维瘤

为较常见的良性肿瘤，多为单侧，实质性，中等大小，表面光滑但呈结节状，切面灰白色，编织状，质硬。镜下见胶原纤维的梭形瘤细胞呈编织状排列。纤维瘤有时合并有腹水或胸腹水，手术切除肿瘤后，胸腹水自行消失，称梅格斯综合征。

（三）卵巢生殖细胞肿瘤

好发于青少年及儿童，占 60％～90％，常见的包括成熟畸胎瘤及未成熟畸胎瘤，无性细胞瘤及内胚窦瘤。

1.成熟畸胎瘤

又称皮样囊肿，由多胚层组织构成，偶见含一个胚层成分，是最常见的卵巢良性肿瘤。多为双侧，单房，中等大小，壁厚，表面光滑，腔内充满油脂毛发，有时见牙齿或骨质，触之囊实性，易发生扭转。临床上较小或未发生并发症时无不适。少数由于某种组织成分恶变，可形成各种恶性肿瘤。

2.未成熟畸胎瘤

未成熟畸胎瘤是恶性生殖细胞肿瘤，可以原发也可以恶变而形成。常为单侧，实质性，体积较大，转移及复发率均较高，病情发展较快，对化疗敏感，效果较好，化疗后有自恶性肿瘤向良性分化倾向。预后较上皮性恶性肿瘤好。

3.无性细胞瘤

卵巢无性细胞瘤属中等恶性肿瘤，实质性，单侧，中等大小，包膜光滑，好发于青春期及生育期妇女。镜下见圆形或多角形大细胞，核大，胞质丰富，瘤细胞呈片状或条索状排列，间质中常有淋巴细胞浸润。容易淋巴转移，对放疗特别敏感。早期 5 年存活率可达 80％～90％。

4.内胚窦瘤

卵巢内胚窦瘤又名卵黄囊瘤，是一种高度恶性肿瘤，常见于青少年及儿童，多为单侧，实质性，易破裂及囊内出血，体积较大，其生长迅速，易早期转移。镜下见疏松网状和内胚样结构。癌细胞扁平，立方，柱状或多角形，并产生甲胎蛋白（AFP），血清中 AFP 浓度可作为诊断、治疗及术后追踪监护的重要指标，该肿瘤预后差，近年手术及化疗联合治疗疗效有所改善。

（四）卵巢转移性肿瘤

任何部位的原发性癌均可转到卵巢。卵巢转移性肿瘤常见的是克鲁肯贝格瘤，多原发于胃肠道，是一种特殊的转移性腺癌。其特点是肿瘤实质性，肾形，双侧对称，表面光滑；体积较大，有的原发肿瘤还很小，转移性瘤体已很大；周围无粘连，可有腹水。镜下见典型的印戒细胞，能产生粘连，周围是结缔组织或黏液瘤性间质。其恶性程度很高，预后很差。5 年存活率 10％左右。需外科配合治疗原发灶及化疗。

二、卵巢恶性肿瘤的转移途径

卵巢恶性肿瘤的转移途径主要通过直接蔓延和腹腔种植方式，其次是淋巴结转移，血行转移者少见。癌细胞可直接侵犯被膜，累及邻近器官表面，并广泛种植于腹膜及大网膜。卵巢有丰富的淋巴引流，随淋巴管扩散到髂区及腹主动脉旁淋巴结及横膈等部位。

三、卵巢肿瘤的并发症

常见的卵巢肿瘤并发症有蒂扭转、破裂、恶变、感染。

（一）蒂扭转

卵巢肿瘤蒂扭转是最常见的妇科急腹症。蒂扭转的患者常因突然改变体位或妊娠子宫上升到盆腔上方，随之卵巢肿瘤到达腹腔，活动的范围增大，或产后子宫位置改变时易发生。其肿瘤常常是中等大小，蒂较长，活动好，重心偏向一侧的肿瘤，最常见的是皮样囊肿。典型的症状为突然发生一侧下腹剧痛伴恶心、呕吐甚至休克，盆腔检查可触及肿块位于子宫一侧，蒂部有固定压痛点，腹痛后肿瘤增大明显。张力较大。卵巢肿瘤的蒂由骨盆漏斗韧带、卵巢固有韧带和输卵管组成。

（二）卵巢肿瘤破裂

卵巢肿瘤破裂的原因有外伤性及自发性两种。自发性破裂多为恶性肿瘤，癌细胞浸润性生长穿破囊壁，囊内容物缓慢流出到盆腹腔，多表现为慢性轻度腹痛。外伤性破裂多由于妇查挤压、性交、穿刺或其他外力作用所致。多表现为重度剧烈腹痛并蔓延到中上腹，恶心，呕吐，满腹压痛，有反跳痛等腹膜炎表现。

（三）感染

较少见，多因卵巢肿瘤扭转或破裂或邻近器官感染扩散引起，临床表现为腹痛，高热，腹部肿块粘连，有压痛，腹肌紧张，血象白细胞升高等。

（四）恶变

肿瘤迅速生长，尤其双侧性，应考虑有恶变可能。诊断后应尽早手术。

四、处理原则

卵巢增大或卵巢囊肿有下列指征者应及早行腹腔镜检查或剖腹探查：卵巢实质性肿块、囊肿直径＞5cm，青春期前和绝经后期，生育年龄正在口服避孕药，囊肿持续存在超过 3 个月。

确诊为卵巢肿瘤者原则上应立即手术切除肿瘤。手术范围应根据临床期别组织学类型、患者年龄、对生育的要求及对手术的耐受力来分别决定。卵巢良性肿瘤，如年轻、单侧应行卵巢肿瘤剔除术或患侧附件切除术；即使为双侧，也应争取行卵巢肿瘤剔除术，保留部分卵巢组织。围绝经期妇女应行全子宫及双侧附件切除术。术中可疑恶性时立即冷冻切片组织学检查确定手术范围。如为恶性肿瘤，早期卵巢上皮性癌应行全面确定分期的手术，程序是：进入盆腹腔后首先留取腹水或腹腔冲洗液进行细胞学检查，全面探查盆、腹腔，对可疑病灶及易发生转移部位多处取材作组织学检查，全子宫和双附件切除，尽可能切除所有明显的肿瘤病灶，大网膜、盆腔及腹主动脉旁淋巴结切除。晚期卵巢癌行肿瘤细胞减灭术，手术目的是切除所有原发灶、转移灶，残余肿瘤直径越小越好。对下列条件的年轻患者可考虑保留对侧卵巢：临床Ⅰa期，肿瘤分化好，肿瘤为临床临界恶性或低度恶性，术中剖视对侧卵巢未发现肿瘤，术后有条件严密随访。

化学药物治疗及放射治疗：为主要的辅助治疗，根据手术后情况决定具体方案。

五、护理问题

（1）恐惧（fear）。

（2）焦虑（anxiety）。

（3）知识缺乏（knowledge deficit）。

（4）营养失调（altered nutrition）。

相关因素：因自护知识缺乏，卵巢身居盆腔深部，不易发现，一旦发现多数需要手术，或若为肿瘤，多为中晚期，预后差。可致焦虑、恐惧。

主要表现：早期无症状，很难早期诊断，晚期常出现腹胀、腹部肿块。

护理措施：根据相关护理问题、主要表现等进行护理评估，制订相应的护理措施。

（一）病史

是否曾经做过妇科检查，有无肿块；若有，需了解肿块发现时间、生长速度、有无影响；是否曾经治疗，其经过如何，有无并发症等；注意询问有无家族史，并收集与发病相关的高危因素；根据患者年龄、病程长短及局部体征初步判断是否为卵巢肿瘤，并对良恶性作出评估。

（二）身心状况

体积小的卵巢肿瘤早期不易发现，也无临床体征，尤其肥胖及妇科检查时腹部紧张者很难发现。如体积较大的卵巢肿瘤会出现压迫症状，腹胀，自感腹部长大，原来穿的裤腰现在不能穿；如是恶性肿瘤，腹部长大更快，甚至引起呼吸困难，出现恶病质。

如判断是卵巢肿瘤，无论是良恶性，患者均紧张，急需向医护人员了解清楚是否需做手术，有什么影响，费用需多少，预后如何，是否影响夫妻的感情等问题。

（三）诊断检查

缺乏特异性检查方法，常用的方法有以下几种。

1.妇科检查

妇科双合诊及三合诊检查，在子宫的一侧或前方或后方可扪及肿块，注意肿块的大小，质地，单侧或双侧，活动度，与周围的关系有无压痛，初步考虑良恶性。

2.B 超

可了解肿瘤的部位、来源、大小、形态、性质，与邻近器官的关系。初步鉴别肿瘤、腹水、炎症积液。

3.细胞学检查

腹水或腹腔冲洗液找癌细胞。

4.血清学检查

通过免疫学、生物化学等查肿瘤标志物（如 AFP），利用卵巢单克隆抗体 OC125 检测卵巢上皮性癌患者血清中的瘤抗原（CA125）浓度等。

5.腹腔镜

对肿块较小的早期恶性肿瘤的确诊有重要意义。可在直观下观察肿瘤的来源、大小、性质及其与周围的关系，必要时可做多点活检病理确诊。

6.放射学诊断

CT、MRI、腹部平片、淋巴造影等有助诊断。

六、潜在并发症

（1）伤口感染。

（2）癌性转移。

（3）尿潴留。

（4）丧失生育能力。

（5）卵巢早衰。

七、护理措施

（1）使患者对疾病有正确的了解，增强患者及家属的信心，主动配合治疗，协助患者应对压力。为患者提供表达情感的机会和环境，经常巡视病房，花费一定时间尽可能陪伴患者，详细了解患者的疑虑和需求，评估患者的身心状况，耐心向患者解释病情，有问必答，安排康复了的患者互访，分享感受，增强治疗信心，鼓励患者及家属亲友尽可能参与护理活动及照顾关心患者，使患者得到家属亲友的鼓励和帮助。

（2）协助患者接受各种检查和治疗：遵医嘱，向患者及家属介绍治疗计划，可能做哪些检查及治疗，取得主动配合，协助医师完成各种诊断性检查，如抽血、腹腔穿刺放腹水、腹腔或胸腔内注入化疗药物，备好用物，观察患者血压、脉搏、呼吸等生命体征，发现异常反应立即报告医师处理。手术是卵巢肿瘤最主要的治疗手段，解除患者对手术的种种顾虑，按腹部手术护理常规内容认真做好术前准备，包括饮食指导，肠道、腹部、阴道准备，巨大肿瘤或大量腹水者准备沙袋，术后注意体温、血压、脉搏、呼吸、心肺腹部情况，早期发现感染征象，及早得到防治，腹部伤口止痛，外阴因留置尿管注意冲洗，注意饮食指导，营养调配，术后化疗患者注意相应的护理，加强监护感染，消化道反应及血象变化。注意电解质紊乱及肝肾功能。

（3）治疗后性生活指导及康复：卵巢良性肿瘤术后1个月复查，如未切子宫1个月后可恢复性生活，恶性肿瘤在治疗后或病情基本控制、健康恢复以后，能不能恢复正常性生活，这一问题常使患者及丈夫难以启齿询问，实际上这已成为患者及家属的另一心理负担，对患者的恢复是不利的，如癌症患者在治疗后恢复正常性生活，不仅对保持家庭、夫妻关系是必要的，而且对患者自身长远康复和健康都是十分重要的。卵巢癌术后3个月阴道残端愈合后即可过性生活。

（4）做好随访及加强预防保健知识的宣传：卵巢非赘生性肿块直径＜5cm者，应定期3～6个月接受复查，保管好病历记录及检查结果，手术后患者根据病理报告酌情复查，卵巢恶性肿瘤术后一般应做化疗及其他综合治疗，护士应协助医师向患者交代定期来院化疗，给患者提供舒适的环境，定期化疗，完成治疗计划，化疗结束后还应追踪，开始 2～3 个月一次，复查妇科情况，B 超或 CT，血象及相应的其他检查。行全身检查为宜。为了早期发现卵巢肿瘤，应大力宣传卵巢癌知识，高危因素，参加每年一次的妇科普查，高危人群最好半年一次，附件小肿块严密观察，盆腔肿块诊断不清持续存在应尽早腹腔镜或剖腹探查。凡患消化道癌、乳腺癌术后应密切观察妇科情况。

第七章

妊娠滋养细胞疾病类并发症的护理

妊娠滋养细胞疾病是一组来源于胎盘绒毛滋养细胞的疾病，包括葡萄胎、侵蚀性葡萄胎、绒毛膜癌（简称绒癌）和一类少见的胎盘部位滋养细胞肿瘤（易发生转移，导致死亡）。妊娠滋养细胞疾病表现为母体内胎儿组织的滋养层细胞异常增生。妊娠滋养细胞肿瘤指葡萄胎以外的全部病变，即侵蚀性葡萄胎、绒癌和胎盘部位滋养细胞肿瘤。滋养细胞肿瘤是目前为止唯一能够使用化疗治愈的实质性肿瘤。滋养细胞疾病绝大部分继发于妊娠，本章仅讨论与妊娠有关的常见滋养细胞疾病。

第一节　葡萄胎妇女的护理

一、疾病概要

葡萄胎是妊娠后胎盘绒毛滋养细胞异常增生、绒毛间质水肿变性，形成大小不一的水疱，相连成串，形似葡萄，称葡萄胎。也称水泡状胎块。葡萄胎是一种良性病变，多发生于生育期妇女，分完全性和部分性两类。其中大多数为完全性葡萄胎，胎盘绒毛完全变性，充满宫腔，无胎儿组织，恶变率高；少数为部分性葡萄胎，仅有部分胎盘绒毛组织发生水泡样变性，胎儿组织尚存，但多伴畸形。葡萄胎镜下观察有三个特点：①滋养细胞增生；②绒毛间质水肿；③间质内血管消失。

葡萄胎的主要临床表现为停经后不规则阴道流血、子宫异常增大伴双侧卵巢黄素囊肿、部分患者早孕反应重，出现妊娠剧吐，并较早出现高血压、蛋白尿、水肿等妊娠高血压性疾病症状。

葡萄胎一经确诊，应及时清除宫腔内容物，一般采用吸宫术。对于年龄 40 岁以上、无生育要求、有高危因素者，可行全子宫切除术，保留双侧卵巢。对下列高危病例应行预防性化疗：①年龄大于 40 岁；②子宫明显大于停经月份；③滋养细胞高度增生或有间变；④水泡细小者；⑤HCG 持续不下降或下降后又上升者；⑥无随访条件。一般采用氟尿嘧啶或放线菌素-D（更生霉素）单药化疗一疗程。

二、护理评估

（一）病史

询问有无停经史、及停经时间；停经后有无早孕反应现象及发生的时间和程度；停经后有无阴道流血及出血的量、时间，是否有水泡状物排出；注意患者的月经史、生育史、有无滋养细胞病史；了解患者及家族的既往疾病史。

（二）身心状况

1.停经及早孕反应

绝大多数葡萄胎患者有停经史，停经时间多为 2 个月左右。早孕反应较正常妊娠出现的早，易出现妊娠剧吐。

2.阴道流血

为最常见症状，多开始于停经后的 8～12 周，起初出血量少，为暗红色，后逐渐增多，时出时停，反复发生。发生率在 97％左右。通常在妊娠 4 个月左右，临近自行排出时可发生大出血，并可见到葡萄样组织，此时若不及时处理可导致休克，甚至死亡。

3.腹痛

不多见，多属阵发性隐痛。葡萄胎排出时，腹痛加重伴多量出血。若发生卵巢黄素囊肿扭转或破裂，可出现急性腹痛。

4.妊娠期高血压疾病征象

多发生于子宫异常增大者，出现妊娠呕吐较正常妊娠要早，且症状严重。在妊娠 28 周前即可出现高血压、水肿、蛋白尿，甚至发展为子痫前期。而正常妊娠很少在 28 周前出现妊娠期高血压疾病。

5.甲状腺功能亢进现象

约 7％的患者出现心动过速、颤抖等甲状腺功能亢进的表现，葡萄胎清除后迅速消失。

6.贫血与感染

长期阴道流血，可导致不同程度的贫血，使抵抗力低下，因宫口开放，细菌易逆行而上引起感染。

（三）检查

1.腹部检查

子宫异常增大。由于绒毛水泡样变性和宫腔积血，子宫增大过快，与停经月份不符。半数以上患者子宫大于停经月份，子宫虽已超过妊娠 5 个月大小仍无胎心胎动，触及不到胎体，少数患者因葡萄胎坏死退化或为部分性葡萄胎，子宫大小可能与孕期相符或较小。

2.妇科检查

妇科检查可触及双侧卵巢黄素囊肿。25％～60％的葡萄胎患者伴有黄素囊肿；黄素囊肿多为双侧、多房性。葡萄胎排出后，囊肿多逐渐缩小，数周或数月后自然消失。有时黄素囊肿可发生扭转及破裂，出现急性腹痛。

3.检查

（1）HCG 测定：常用尿 β-HCG 酶联免疫吸附试验和血 β-HCG 放射免疫测定。葡萄胎时血 β-HCG 在 100 kU/L 以上，常超过 1 000 kU/L，且持续不降。

（2）B 超检查：是诊断葡萄胎的重要辅助检查方法。明显增大的子宫腔内无妊娠囊及胎心搏动，仅见"落雪样"回声。落雪样回声为葡萄胎的特异性影像特征。常可看到两侧或一侧卵巢黄素囊肿。

三、护理诊断

（一）知识缺乏

缺乏对葡萄胎疾病的治疗、预后、随访及护理知识。

（二）焦虑或恐惧

焦虑或恐惧与担心疾病及将来能否正常生育有关。

（三）有感染的危险

有感染的危险与长期阴道流血、贫血造成机体抵抗力低下有关。

四、护理目标

（1）患者对疾病有充分的了解，清楚随访的重要性及随访的时间和内容。

（2）患者消除了焦虑或恐惧情绪，能够积极主动配合医疗和护理工作。

（3）患者避免了感染的发生。

五、护理措施

（一）一般护理

（1）指导患者注意多卧床休息及进行适当的运动。

（2）指导患者进食高热量、高蛋白、高维生素、易消化饮食，对不能进食或进食不足者，遵医嘱静脉补充营养。

（二）心理护理

（1）加强患者的心理疏导，多和患者进行交流，纠正患者对疾病的错误认识，对疾病的治疗信心加强，消除思想顾虑。

（2）给患者及其家属讲述疾病的治疗和护理措施及目的，取得配合。

（三）密切观察病情

观察阴道流血及腹痛情况，记录出血量，流血多者要注意生命体征。

（四）清宫术的护理

（1）取得患者的配合：告知患者葡萄胎清宫术的重要性及必要性，取得患者的理解和配合。

（2）术前准备：遵医嘱于术前准备血、缩宫素、抢救药品及清宫术无菌包，并建立静脉通路，以防术中大出血休克。

（3）术中在大部分葡萄胎组织排出后遵医嘱静滴缩宫素防术中子宫出血过多，防滋养细胞被挤压入宫壁血窦，致肺栓塞或转移。

（4）清宫术过程中陪伴在患者身旁，注意观察面色和生命体征变化，了解患者的感受，发现异常及时报告医生并配合处理。

（5）清宫术后选择靠近宫壁水泡细小的组织送病理检查。

（五）预防感染

（1）定期消毒病房。

（2）告知患者注意保持外阴卫生，必要时进行会阴擦洗护理。

（3）必要时遵医嘱给予抗生素治疗。

（六）子宫切除患者的护理

需切除子宫者，按医嘱做好术前准备和术后护理。

六、护理教育

（一）二次清宫

葡萄胎清宫不易一次吸刮干净，一般于1周后行第二次刮宫。清宫术后禁止盆浴和性生活1个月，保持外阴清洁，以防感染。

（二）定期随访

葡萄胎排出后，有恶变的可能，应告知患者需要定期随访，以早期发现滋养细胞肿瘤，早期处理。

1.随访时间

葡萄胎排空后每周HCG测定1次，直至降到正常水平；随后仍每周1次共3个月；此后每2周1次，共3个月；然后每月1次，持续半年；第二年改为半年1次，共随访2年。

2.随访内容

在检查 HCG 的同时，应注意月经是否规则，有无异常阴道流血，有无咳嗽、咯血及其他转移灶症状，并做妇科检查，必要时做B超、拍胸片。

3.注意事项

随访期间严格避孕，以免妊娠混淆病情。避孕方法最好选择阴茎套。

第二节　侵蚀性葡萄胎及绒毛膜癌妇女的护理

一、疾病概要

侵蚀性葡萄胎指葡萄胎组织侵入子宫肌层引起组织破坏，或转移至子宫外。侵蚀性葡萄胎多发生于葡萄胎清除术后 6 个月内，恶性程度较低，一般仅造成局部侵蚀，少数发生远处转移。肉眼可见葡萄胎组织侵蚀子宫肌层或血管甚至穿透宫壁，少数病例发生远处转移，主要转移至肺和阴道。主要临床表现为：葡萄胎排空后半年内发生不规则阴道流血、双侧黄素囊肿持续存在，部分患者可出现肺、阴道、脑转移灶症状。

绒癌是继发于各种妊娠之后的高度恶性滋养细胞肿瘤，早期可发生血行转移。其中 50％ 继发于葡萄胎，25％ 继发于流产，22.5％发生于足月分娩之后，2.5％发生于异位妊娠之后。患者多为育龄期妇女，极少数发生于绝经后。绒癌绝大多数发生在子宫，形成单个或多个宫壁肿瘤，呈紫蓝色或棕褐色，肿瘤可突入宫腔，入侵宫壁或突出于浆膜层，质脆，极易出血。主要临床表现为葡萄胎清除后、产后、流产后、异位妊娠后出现阴道不规则流血及腹痛，并较早出现咳嗽、血痰、反复咯血、胸痛等肺转移灶症状，或出现突然晕倒、失语、失明、头痛、呕吐、偏瘫、昏迷等脑转移症状及阴道紫蓝色转移结节。

侵蚀性葡萄胎和绒癌一旦确诊，应及早进行化疗，必要时采用手术和放疗辅助治疗。年轻有生育要求者尽可能单用化疗，如必须切除子宫需保留双侧卵巢。手术者术前须行化疗，病情控制后再手术，对有肝、脑转移的患者，还可以采用放疗。可以临床治愈，预后良好。

二、护理评估

（一）病史

询问有无葡萄胎病史、流产史、足月产史、异位妊娠史及发生的时间。

既往曾患葡萄胎者，了解清宫术的时间、水泡大小及病检情况；收集葡萄胎随访的有关资料及记录；是否进行过化疗及放疗及治疗效果。

（二）身心状况

1.原发灶表现

（1）阴道流血：最主要症状。葡萄胎清宫术后或流产、足月产后，出现阴道不规则流血，量多少不定。

（2）子宫不均匀增大：葡萄胎清宫术后4～6周子宫尚未恢复正常大小，卵巢黄素化囊肿持续存在，侵蚀性葡萄胎可能性大。

（3）腹痛：肿瘤组织侵蚀宫壁、宫腔内积血引起下腹胀痛；肿瘤穿破宫壁，引起急腹痛和腹腔内出血。

2.转移灶表现

主要经血行播散，最常见转移部位是肺，其次依次为阴道、宫旁、脑、肝。各转移灶的症状和体征各有不同，共同特点是局部出血。

（1）肺转移：常见症状为咳嗽、咯血甚至呼吸困难。

（2）阴道转移：阴道可见紫蓝色结节，质软，如破裂可发生大出血，甚至致命。

（3）脑转移：常继发于肺转移之后，是死亡的主要原因。分为三个时期，首先为脑动脉内瘤栓期，表现为一过性脑缺血症状如突然跌倒、暂时性失语或失明等，经几秒钟或几分钟后即恢复；继而发展为脑瘤期，主要症状为头痛、喷射性呕吐、偏瘫、抽搐，以至昏迷；最后进入脑疝期，因脑瘤增大及周围组织出血、水肿造成颅内压过高引起，若呼吸中枢受压迫易突然死亡。

担心多次化疗带来较重的经济负担及化疗产生的不良反应。对疾病的预后不能肯定，情绪不稳定，易焦虑不安，失去治疗信心。子宫切除者易因不能生育或女性特征改变而产生悲观绝望的心理。

（三）检查

有时可触及盆腔包块，可能是增大的子宫、宫旁转移病灶或卵巢黄素囊肿。辅助检查：

1.HCG 测定

收集血或尿标本测定 HCG。侵蚀性葡萄胎往往在葡萄胎清宫术后 8 周，HCG 持续阳性或一度转为阴性后又转为阴性（排除妊娠的可能）。流产、足月产、异位妊娠 2～4 周后 HCG 持续阳性绒癌可能性大。葡萄胎清宫术后 1 年以上发病伴 HCG 持续阳性亦诊断为绒癌。

2.B 型超声检查

协助诊断子宫内滋养细胞肿瘤病灶。宫壁回声增强，有局灶性或弥漫性蜂窝状病灶。

3.胸部 X 线摄片

肺转移可见片状、棉球状、结节状阴影。

4.病理检查

镜下可见滋养细胞不同程度的过度增生，见到完整的绒毛结构是侵蚀性葡萄胎；若无绒毛结构为绒癌。镜下有无绒毛存在是两者的主要鉴别依据。

三、护理诊断

（一）知识缺乏

缺乏对侵蚀性葡萄胎或绒癌相关的治疗和护理知识。

（二）焦虑或恐惧

焦虑或恐惧与担心疾病预后不良及化疗不良反应有关。

（三）活动无耐力

活动无耐力与转移灶症状及化疗不良反应有关。

（四）功能障碍性悲哀

功能障碍性悲哀与子宫切除手术有关。

（五）有感染的危险

与长期阴道流血及化疗机体抵抗力下降有关。

四、护理目标

（1）让患者获得侵蚀性葡萄胎或绒癌的相关知识。

（2）让患者对疾病有正确的认识，对化疗产生的不良反应能够适应，焦虑或恐惧心情消除。

（3）患者能够对子宫切除逐渐坦然面对，慢慢树立起女性的自信。

（4）患者顺利完成化疗，避免感染发生。

五、护理措施

（一）一般护理

（1）指导患者注意多卧床休息及进行适当的运动。

（2）指导患者进食高热量、高蛋白、高维生素、易消化饮食，对不能进食或进食不足者，遵医嘱静脉补充营养。

（二）心理护理

（1）加强患者的心理疏导，多和患者进行交流，纠正患者对疾病的错误认识，对疾病的治疗信心加强，消除思想顾虑。

（2）给患者及其家属讲述疾病的治疗和护理措施及目的，取得配合。

（3）帮助手术切除子宫者认清女性尊严价值所在，重塑自信。

（三）严密观察病情

1.腹痛及阴道流血情况

记录出血量，出血多时密切观察患者的生命体征，配合医生及时做好抢救工作。需要手术者及时做好手术准备。

2.转移灶症状

发现异常及时报告医生并配合处理。

（四）转移灶护理

1.阴道转移

（1）尽量卧床休息，禁止不必要阴道检查，配血备用，做好各种抢救准备。

（2）若发生破溃大出血，立即通知医生并配合抢救，用纱垫或长纱条填塞阴道压迫止血，并输液输血防休克。纱布于24～48小时内取出，防感染。

（3）保持外阴清洁，以防感染。

2.肺转移

（1）卧床休息，有呼吸困难者取半卧位并吸氧，按医嘱给予镇静剂。

（2）出现大咯血时，立即让患者取头患侧卧位并保持呼吸道通畅，轻拍患者背部，协助积血咯出。

3.脑转移

（1）尽量卧床休息，起床活动时应有人陪伴，以防突然跌倒。

（2）密切观察有无颅内压增高症状，记录出入量，严格控制补液量和速度，以防颅内压增高。

（3）遵医嘱给予止血剂、脱水剂、吸氧等，并采取必要的措施防抽搐及昏迷状态下的坠地损伤、咬伤及吸入性肺炎等。

（4）配合医生做好腰穿及脑脊液 HCG 测定等项目的检查准备。

（五）用药护理

1.计算药量、准确输入

（1）准确测量体重，在每一个疗程的用药前及半疗程时各测体重 1 次，以便计算和调整药量。方法是：清晨、空腹、排空大小便后测体重，并减去衣着的重量。

（2）按医嘱准确输入所需剂量，在配药、输液、拔针过程，防药液浪费，保证疗效。

2.三查七对、正确用药

（1）认真执行"三查七对"，尤其是化疗方案和用药顺序。

（2）药物现配现用，一般常温不超过 1 小时。

（3）注意药物半衰期，避光药物（如更生霉素、顺铂等）应用避光输液管及避光套，严格按照医嘱控制输液速度。

3.保护静脉、处理药液外渗

（1）注意保护静脉血管，从远端开始，有计划穿刺，并尽可能减少穿刺次数。

（2）发现药物外渗立即停止滴入，局部冷敷并用生理盐水或 1% 普鲁卡因局部封闭，以减轻疼痛，防止局部坏死。

4.密切观察

（1）化疗过程中密切观察患者反应，应向患者解释药物可能的毒、不良反应及其对抗方法，必要时准备好解毒剂。

（2）遵医嘱每周抽血定量测定 β-HCG 浓度、血常规；每次化疗开始前抽血查肝、肾功能。

（六）预防感染

（1）定期消毒病房。告知患者不要到人多拥挤易有感染源存在的地方去。

（2）告知患者注意保持外阴卫生，使用会阴垫，必要时进行会阴擦洗护理。

（3）每日检查患者口腔，及时发现口腔溃疡。

（4）必要时遵医嘱给予抗生素治疗。

（七）子宫切除患者的护理

需切除子宫者，按医嘱做好术前准备和术后护理。

六、护理教育

告诉患者出院后定期随访的重要意义及随访时间。开始每月随访 1 次，1 年后每 3 个月 1 次，持续至 3 年，此后每年 1 次至 5 年，随访内容同葡萄胎。随访期间严格避孕。

参考文献

[1] 王芝秀，臧丽，戴培芬.常见妇儿疾病的诊疗与护理［M］.青岛：中国海洋大学出版社，2015.

[2] 谭文绮，马梅，陈芬.妇产科护理技术［M］.武汉：华中科技大学出版社，2013.

[3] 叶萌，黄群，吴文燕.新编妇产科护理学［M］.上海：复旦大学出版社，2014.

[4] 李天艳，李玉丽，李国敏.当代护理学新编［M］.长春：吉林科学技术出版社，2013.

[5] 王彩霞，朱梦照，陈芬.妇产科护理［M］.武汉：华中科技大学出版社，2013.

[6] 贵阳医学院附属医院护理部.护理常规［M］.贵阳：贵州科技出版社，2012.

[7] 闫瑞霞.妇产科护理学护考及实训指导［M］.济南：山东人民出版社，2014.

[8] 钟菊晴，徐胜珍，李政玲.妇产科护士分层培训［M］.武汉：湖北科学技术出版社，2014.

[9] 灵芝.实用 ICU 护理手册［M］.北京：化学工业出版社，2012.

[10] 王晓荣，陈霞云.妇产科护理［M］.武汉：华中科技大学出版社，2013.

[11] 盛夕曼.妇产科护理实训技能规范［M］.合肥：安徽科学技术出版社，2013.

[12] 牛会巧.妇产科护理学［M］.郑州：郑州大学出版社，2013.

［13］高楠.最新临床妇产科诊疗技术［M］.天津：天津科技翻译出版公司，2012.

［14］姜平，马瑞.临床与影像解剖学［M］.南京：东南大学出版社，2016.

［15］霍孝蓉.护理常规［M］.南京：东南大学出版社，2012.

［16］高珊.妇产科护理［M］.沈阳：辽宁大学出版社，2013.

［17］王彩霞.妇产科护理学［M］.北京：中国医药科技出版社，2013.

［18］刘小明.常见疾病护理常规指导手册［M］.长沙：湖南科学技术出版社，2013.

［19］刘俊.实用护理知识手册［M］.北京：金盾出版社，2012.

［20］于翠云，关梅菊，于晓波.新编临床护理学基础［M］.北京：科学技术文献出版社，2012.

［21］王海杰.人体系统解剖学［M］.上海：复旦大学出版社，2015.

［22］席淑华.实用急诊护理［M］.上海：上海科学技术出版社，2012.

［23］绳宇.护理学基础［M］.北京：中国协和医科大学出版社，2015.

［24］王冬梅，张义辉.基础护理操作技术实训［M］.成都：西南交通大学出版社，2013.

［25］闻艳玲.妇科护理中实施个体化健康教育的临床疗效观察［J］.中国伤残医学，2015，23（4）：180-181.

［26］赖慧峰.妇科护理管理过程中的安全隐患及安全管理措施探讨［J］.中国农村卫生事业管理，2015，0（11）：1473-1475.

［27］司亚楠，付曙光，曲正.个体化健康教育在妇科护理工作中的应用研究［J］.中国现代药物应用，2015，9（18）：227-228.

［28］张秀波.妇科护理中有效沟通的运用［J］.中国卫生标准管理，2014，5（19）：174-175.

［29］李艳萍.人性化护理用于妇科护理中的效果评价［J］.中国医药指南，2016，14（10）：206-207.